注意缺陷多动障碍与阿斯伯格综合征

——12个聪明人的挣扎、支持和干预

ADHD and Asperger Syndrome in Smart Kids and Adults:
Twelve Stories of Struggle, Support, and Treatment

原　　著　托马斯·布朗（Thomas E. Brown）

主　　审　王玉凤

主　　译　刘　璐　钱秋谨

译　　者　（按姓名汉语拼音排序）

程　嘉　北京大学第六医院

何　山　上海交通大学医学院附属新华医院

李海梅　北京大学第六医院

刘　娟　深圳市儿童医院

刘　璐　北京大学第六医院

刘倩溶　北京大学第六医院

潘美蓉　北京大学第六医院

钱秋谨　北京大学第六医院

帅　澜　上海交通大学医学院附属新华医院

司飞飞　北京大学第六医院

苏　怡　北京大学第六医院

唐雅静　北京大学第六医院

吴赵敏　深圳市儿童医院

徐德峰　山东省精神卫生中心

杨斌让　深圳市儿童医院

学术秘书　高　媛　北京大学第六医院

北京大学医学出版社

ZHUYI QUEXIAN DUODONG ZHANG'AI YU ASIBOGE ZONGHEZHENG——
12 GE CONGMINGREN DE ZHENGZHA ZHICHI HE GANYU

图书在版编目（CIP）数据

注意缺陷多动障碍与阿斯伯格综合征：12 个聪明人的挣扎、支持和干预 /（美）托马斯·布朗（Thomas E. Brown）原著；刘璐，钱秋谨主译 . —北京：北京大学医学出版社，2023.7（2024.10 重印）

书名原文：ADHD and Asperger Syndrome in Smart Kids and Adults：Twelve Stories of Struggle，Support，and Treatment

ISBN 978-7-5659-2828-4

Ⅰ. ①注…　Ⅱ. ①托…　②刘…　③钱…　Ⅲ. ①多动症 – 诊疗　②孤独症 – 诊疗　Ⅳ. ① R741 ② R749.99

中国国家版本馆 CIP 数据核字（2023）第 013373 号

北京市版权局著作权登记号：图字：01-2022-2088

ADHD and Asperger Syndrome in Smart Kids and Adults：Twelve Stories of Struggle，Support，and Treatment，1st edition/by Thomas E. Brown/ISBN 978-0-367-69491-3/© 2022 Thomas E. Brown
Authorised translation from the English language edition published by Routledge，a member of the Taylor & Francis Group，LLC
本书原版由 Taylor & Francis 出版集团旗下 Routledge 出版公司出版，并经其授权翻译出版。版权所有，侵权必究。
Peking University Medical Press is authorized to publish and distribute exclusively the **Chinese（Simplified Characters）** language edition. This edition is authorized for sale throughout **Mainland of China**. No part of the publication may be reproduced or distributed by any means，or stored in a database or retrieval system，without the prior written permission of the publisher. 本书中文简体翻译版授权由北京大学医学出版社独家出版并仅限在中国大陆地区销售。未经出版者书面许可，不得以任何方式复制或发行本书的任何部分。
Simplified Chinese translation Copyright © 2023 by Peking University Medical Press. All Rights Reserved.
Copies of this book sold without a Taylor & Francis sticker on the cover are unauthorized and illegal. 本书封面贴有 Taylor & Francis 公司防伪标签，无标签者不得销售。

注意缺陷多动障碍与阿斯伯格综合征——12 个聪明人的挣扎、支持和干预

主　　译：刘　璐　钱秋谨
出版发行：北京大学医学出版社
地　　址：（100191）北京市海淀区学院路 38 号　北京大学医学部院内
电　　话：发行部 010-82802230；图书邮购 010-82802495
网　　址：http://www.pumpress.com.cn
E - m a i l：booksale@bjmu.edu.cn
印　　刷：中煤（北京）印务有限公司
经　　销：新华书店
责任编辑：董采萱　　责任校对：靳新强　　责任印制：李　啸
开　　本：710 mm×1000 mm　1/16　印张：17.75　字数：219 千字
版　　次：2023 年 7 月第 1 版　2024 年 10 月第 3 次印刷
书　　号：ISBN 978-7-5659-2828-4
定　　价：85.00 元
版权所有，违者必究
（凡属质量问题请与本社发行部联系退换）

向我的妻子博比致以爱和感激，

为了你所做的，你所给予的，以及我们 49 年来共同分享的一切。

托马斯·布朗

中文版序言一

  2020 年 10 月，我们团队翻译的布朗教授的 *Smart but Stuck*：*Emotions in Teens and Adults with ADHD*（中文译本《被困住的聪慧——注意缺陷多动障碍的情绪问题》）一书由北京大学医学出版社出版之时，他的另一本新书 *ADHD and Asperger Syndrome in Smart Kids and Adults*：*Twelve Stories of Struggle*，*Support*，*and Treatment* 正计划出版。我很荣幸收到了布朗教授为这本新书撰写书评的邀请。仔细阅读该书，深深被其内容所吸引；也非常期待国内的读者能够在最短的时间内读到它。在获得授权后，我们即刻组织了北大六院及国内的同行进行翻译。

  这本书延续了布朗教授以个案形式分享临床诊疗经验并进行科学知识普及的写作风格。书中的 12 个个案展示了不同发育阶段存在 ADHD 和阿斯伯格综合征的个体曾经或正在面对哪些困境，他们获得了哪些方面的支持和干预。在 DSM-5 诊断标准中，阿斯伯格综合征这一诊断已被删除，与孤独症等一并纳入孤独症谱系障碍（ASD）的诊断分类中。但是，我们需要认识到的一点是，阿斯伯格综合征的个体具有其独有的特征，相应地，针对他们所面临问题的干预有别于典型的孤独症个体；同时存在 ADHD 和阿斯伯格综合征（或阿斯伯格特质）的个体，其所面临的挑战也会更加复杂，在人生的不同阶段可能会遇到不同的困难：学龄期的学业问题、同伴交往问题、亲子关系问题等，以及成人期的职场交往、亲密关系建立等。具体到每个个体，这些问题又与其家庭环境和社会支持系统密切相关。

如何更加全面地认识到每个个体所存在的问题，如何充分利用方法、技术和资源体系为他们提供支持，帮助他们实现自我，相信每一位读者都能够从本书的个案中得到一些启示和帮助。

需要特别注意的一点是，关于书中这些个案所获得的某些干预和支持，目前在国内尚没有相对成熟的支撑体系，比如"考试延时""特教顾问"等。相信这将会促使我们对ADHD和阿斯伯格综合征及相关问题进一步开展科学研究，同时在临床工作中思考、完善与优化干预方案，也更需要医学、家庭、学校和社会融合一体，共同构建一个包容、接纳、携手共进的成长和生活环境。真诚地期待有更多跨学科的专业人士能够加入到体系构建中来！

每个人都拥有其独特的色彩，让我们共同为ADHD和阿斯伯格综合征个体及其家庭创造一个更美好多彩的未来！

王玉凤

北京大学第六医院

中文版序言二

同事钱秋谨教授送给我一本她联合国内在儿童多动症诊治素有专长的医生团队翻译的小册子，希望我提些意见，并作序。这本书我是很乐意读的。之所以乐意，一是出于个人的私心，二是出于专业的兴趣。

从个人的角度，一直以来，我自己诊断自己属于注意缺陷多动障碍。一开始，在老百姓和专业学者更多地从宏观症状学考虑这个疾病的时候，我还只是觉得自己有多动症的特质，但还算不上障碍。但随着专业人士对多动症往执行功能这些更深入而精微的神经发展的角度去阐述，我就越发觉得自己是"毋宁有"而不是"看着像"。

我说"毋宁有"，其说有据。

从职业生涯的社会化后果来看，我年过半百，还不过是个副高级职称，提升职称所需要的那些课题、文章、基金，从申请立项，到同行评议，到组织实施，到团队管理和建设，最后到文章发表，任何一个环节我都是想想就头大，从一开头就回避的。而委托我写序的这位钱教授，当年初当博导，如果那时不是我们医院历史上最年轻的博导，也应该是最年轻的之一。在我所实现不了的领域，她都大有其有：教授，博导，国家级、省部级、校级、院级各类基金拿到花不完；团队建设和管理井井有条，各类在顶级期刊发表的文章一把又一把。

从对日常生活的影响来看，我做事全凭兴趣而不问现实需要和是否迫切。对于现实需要的和迫切要做的，只要不感兴趣，便一概拖延，缺乏组织、规划，很多事情就这样拖而再拖，终至于不做。情感上容易激动，甚至易激惹，尤其是在面临看似不可逃脱的任务时。很多人能同时干两件、三件甚至更多件事情却并不显著影响情绪和效率，我就会抓耳挠腮，谁在我眼前我都会心烦。这个时候要是来个电话或短信，提示我还有其他事情要做，我至少在心里要骂八十遍。不仅如此，我常常丢三落四，记不住新的信息。甚至在这方面有过创伤体验：记得在县城读初一的时候，周六上半天课后可以回家（那时我寄宿在学校，一周回家一次），常常最后一节课是英语，而我们那个英语老师人虽很好，但整学生也是一流。她通常会给学生们一段英文去背诵，谁先会背谁先回家。我看着同学们一个一个鱼跃离去，无比焦急、悲伤、羞愧。常常是都该正点下课了，我也没有背下来，最后往往是老师都耗不过我，只好跟我说："你走吧。"可是，我走得并不轻松。甚至，我最怕周六到来。

好在围绕个人感兴趣的事业，我还有足够多的智慧和精力把它做好；好在我所遇的导师、领导、同事都是包容不足，欣赏所优；好在北京大学兼容并包的传统多少还都在她的院系里从骨子里渗透。我得益于这样环境的滋养和所从事精神卫生工作的自修，不仅自活，多少还算为社会做出了一些贡献。但我也由此深知，那些挣扎在ADHD（注意缺陷多动障碍）和阿斯伯格综合征所带来的生活、学业、工作和人际关系挑战中的人们，如果他们没有遇到我所经历的环境，如果他们自身的兴趣没有得到发挥、舒展，反而被压抑或抑制，只能以己之短讨现实之适应，那么，他们的痛苦会有多么大！而在没有这些症状困扰的人们眼里，他们就是懒惰，缺乏意志，不能自我管理——总之，一堆负性而无用的标签。这些标签使他们不仅无力自拔，更添许多社会歧视。

从专业兴趣的角度，我本人从事儿童精神卫生工作，每天都在和与我有相似或不同经历但有同样苦恼和困扰的孩子们打交道。我深知，对他们的帮助绝不应该是单一的，而应该是综合的；绝不应该是哪一方的，而应该是所有相关方的；绝不应该是只考虑眼前的，而应该是放眼长远的。《注意缺陷多动障碍与阿斯伯格综合征——12个聪明人的挣扎、支持和干预》这本书，我认为正是从这些角度看待和分析这些人士的，它必将给求助者和助人者以极大的启发。

是为序。

郭延庆

北京大学第六医院，儿科医生

中国残疾人康复协会应用行为分析专业委员会，主任委员

译者前言

一本好书往往让我们印象深刻，尤其是通俗易懂、案例丰富、基于临床和科研实践、兼具专业及科普特色的医学书籍，更会让我们受益匪浅。《注意缺陷多动障碍与阿斯伯格综合征——12 个聪明人的挣扎、支持和干预》这本书就是其一。

这本书可以成为临床医生、心理治疗师的参考读本——让我们从神经发育、认知、社交及情绪等多个角度综合考虑来访者的诉求，重视共患病的诊断，进行综合评估，制定全面的干预措施。

这本书可以成为我们的自助书籍——有很多成人或青少年一直深陷注意缺陷或交往问题而无法充分发挥自己的聪明才智，我们可以从 12 个故事中或是感受到类似的经历或体验，或是发现答疑解惑的资源，或是拓展思维、增加见解。

这本书也可以成为我们助人的启蒙书籍——我们通过实际事例所展示的注意缺陷多动障碍和孤独症谱系障碍的具体表现，学习神经发育障碍的相关知识；如果发现周围人有类似的苦恼，可以推荐他们阅读，以便找到解决问题的快速方法。

这本书还可以是家长、教育工作者的助手——孩子的问题让家长倍感担忧和困惑，有时整个家庭陷入激烈的情绪冲突中。除了在咨询过程中清楚孩子的诊断、治疗方法、预后等问题外，家长还要成为孩子心理健康发展的助力，培养他们的自信和能力，拓展他们的优势和特长，营造轻松愉快的家庭氛围，协同医疗、心理和教育等资源为孩子的长远发展打造全方位的支持系统。

本书的作者托马斯·布朗教授是美国知名学者，在 ADHD 领域享有盛名。他最早提出了 ADHD 执行功能受损的理论框架，推动了发病机制及病因学研究的新进程，为基础研究和临床干预打开了新视角。记得在 2015 年第五届 ADHD 国际大会（5th World Congress on ADHD，Glasgow）的开幕式上，布朗教授访谈了一名存在 ADHD 的成人，整个过程系统而详尽，细致地展示了他灵活的沟通技巧和丰富的诊疗经验，给同道带来启迪，令大家敬佩。在目前的这本译著中，布朗教授总结了 12 名儿童青少年及成人的就诊经历，在娓娓道来的讲述中，从共患病诊断的临床视角（如共病孤独症谱系障碍、社交焦虑障碍、抑郁障碍、强迫障碍等），纳入心理评估的分析结果，围绕来访者需求和潜在问题，为他们提供综合的药物治疗、心理咨询和定期随访。

我的导师王玉凤教授和布朗教授长期合作交流，多次开展学术研讨和著书推荐。近些年在王玉凤教授的主导下，课题组先后翻译了布朗教授的三部书籍，包括《注意缺陷障碍》（北京大学医学出版社，2007 年）、《被困住的聪慧——注意缺陷多动障碍的情绪问题》（北京大学医学出版社，2020 年）以及本书，犹如三部曲，全面地呈现了对 ADHD 认识的新视角——执行功能缺陷的发病机制理论、情绪失调的症状维度呈现，以及孤独症谱系障碍的共病诊断和干预体系。王玉凤教授一直敏锐地洞察着 ADHD 领域的国际新进展，也希望让更多的人了解并从中获益。她从 2022 年初开始敦促课题组的青年科学家刘璐老师及本人组织翻译此书。本书的翻译融入了多名老师的辛苦付出，整个翻译过程也是大家的一个学习过程，颇有收获。

这本书让我们采用医学的思维去解读 12 个故事，体会不同的心路历程：虽然不时遭受磨难，但仍保持对生活的热情；虽然偶然经历挫败，但仍充满对未来的希冀。在热情和希冀中他们遇到了不一样的自己！

其实生活本就是一本书卷，在涓涓细流般的笔触中有动人的大气磅礴，更有喜人的别有洞天！

钱秋谨

北京大学第六医院，儿科医生

中国学生营养与健康促进会心理健康分会，主任委员

关于作者

托马斯·布朗是一位临床心理学家，从耶鲁大学获得博士学位。他在耶鲁大学医学院的精神病学系任职临床教授 20 年，同时经营一家诊所，服务于存在 ADHD 和相关问题的儿童和成人。2017 年，布朗博士搬到加利福尼亚州，在曼哈顿海滩开设布朗注意力和相关障碍诊所。

他是一位医术高超、富有同理心的教授和临床医生。他在 YouTube 上播放的《什么是 ADHD？揭秘注意缺陷障碍》(*What is ADHD? Attention Deficit Disorder Explained*) 的 28 分钟视频大获好评，浏览量超 400 万。布朗博士为美国精神病学协会讲授有关 ADHD 的医学继续教育课程已达 20 年，并在美国和其他 40 多个国家的医院、医学院、大学以及专业团体和倡议团体举办讲座和研讨会。

他在南加州大学凯克医学院兼任精神病和行为科学的临床副教授，同时也是美国心理协会和儿童青少年临床心理协会的推选委员。

布朗博士研发了布朗执行功能／注意力评定量表（1996，2019），并在同行评议期刊上发表了 30 篇文章。他的获奖著作《注意缺陷障碍：儿童和成人的注意力不集中》(*Attention Deficit Disorders：The Unfocused Mind in Children and Adults*；耶鲁大学出版社，2005）已经以七种语言出版。

布朗博士出版了六本关于 ADHD 的书，其中最新的是《被困住的聪慧：注意缺陷多动障碍的情绪问题》和《跳出框架：重新思考儿童和成人中的 ADD/ADHD——实用指南》(*Outside the Box： Rethinking ADD/ADHD in Children and Adults：A Practical Guide*)。他的网站是 www.BrownADHDClinic.com。

原著致谢

　　我非常感谢书中描述的每一位人士和家庭。他们与我分享了自己的困难以及用以应对这些困难的优势。在分享他们的经历时，这些人让我去理解 ADHD 和阿斯伯格综合征是如何在人生的不同阶段和不同境遇中，以各种不同的方式重叠、产生影响的，以及如何应用多种方法帮助个人和他们的家庭。他们努力发展和维持与他们所爱的人以及爱他们的人之间的关系，这其中的勇气和毅力同样令我印象深刻。

　　我非常感谢我的女儿莉莎，在我写这篇手稿的两年时间里，她给予了我持续的支持、帮助和有益的建议。莉莎、我的儿子戴夫、我的孙子诺亚和孙女西蒙娜，以及我的女婿亚伯，以无数种方式为我提供支持，给予我慷慨的爱、鼓励和不间断的温暖，尤其是在七年前我失去妻子之后。

　　我还要感谢我的同事瑞安·肯尼迪博士，他已经与我共事了 11年。当我们共同与那些向我们诊所寻求服务的儿童和成年人进行工作时，他付出了许多，支持我的工作，并维持日常的学习。我还要感谢我们的办公室经理科琳·加奇，她支持我，并帮助我保持有条不紊。

　　同样要感谢我的编辑阿曼达·德瓦恩和编辑助理格雷斯·麦克唐纳，她们二位为这个项目提供了慷慨的帮助和支持。我还要感谢史黛西·卡特协调出版过程，感谢哈米什·艾恩赛德进行细致的润色，感谢 Routledge/Taylor & Francis 出版集团中所有其他成员，他们协助完成了这个项目，并将其提供给读者。

原著前言

丹的故事和本书的目的

我是一名临床心理学家。在超过二十年的时间里，我在康涅狄格州经营一家专科诊所，为存在 ADHD 及相关问题的高智商儿童和成人服务，同时在耶鲁大学医学院担任精神病学临床教授。2017 年，我关闭了康涅狄格州的诊所，搬往加利福尼亚州的曼哈顿海滩。现在，我在那里继续工作，生活在离我的成年子女和孙子孙女更近的地方。

我专门开展高智商儿童和成人的评估和治疗，起因是我发现许多存在 ADHD 及相关问题的高智商个体，通常直到其教育生涯的晚期才被识别。他们挣扎着努力完成学业的同时，常常被父母、老师和他们自己评价为懒惰的、不思进取的或叛逆的。有些人就此放弃，不再追求他们期盼的学业。

在耶鲁大学期间，我发表了有关 157 名高智商成年人（Brown，2009）与 117 名高智商儿童和青少年（Brown, Reichel, and Quinlan, 2011a）的科研论文，这些人有 ADHD，直到高年级才确诊。很多人在小学阶段表现良好，随着他们升入初中、高中或大学，逐渐面临越来越高的学业要求，老师和父母的支持与指导远远不足，他们开始遭遇越来越多的挫折和困难。

导致许多高智商儿童和成人 ADHD 诊断被延误的主要原因是，许多父母、教师、儿科医生、心理学家和精神病学家仍然持有一个过时的观点：ADHD 是一个局限于儿童期的问题，这些儿童总是过于多动，不愿听从指示，并常常表现出严重的行为问题。许多临床医生和教育工作者还不清楚对 ADHD 最新的科学理解：ADHD 往往是遗传所致的，是大脑复杂的自我管理系统（"执行功能"）发育延迟的表现。他们并不知道，许多 ADHD 个体从未表现出明显的多动或行为问题。

另外一个掩盖这些高智商学生所面临的困难和失败的原因，是我在期刊论著和六本书里所描述的"ADHD 的核心谜团"。我用这个词来指代一个事实：我评估和诊断过的数千名 ADHD 人士均具有一种令人困惑的特征，即每个个体都能够在某些任务或活动中毫无困难地保持专注、努力、有组织性和自律性，而在其他任务中则普遍缺乏这些能力。

来到我们诊所的大多数儿童、青少年和成年人都很聪明，他们的智商通常处于中等偏上或更优异的范围。他们可以把注意力和精力集中在真正感兴趣的任务和活动上。然而，他们常常很受挫，对于学校、工作和其他活动中必须完成的任务，他们无法集中精力并高效完成。这其中，很多人被发现有 ADHD——执行功能（大脑的自我管理系统）的慢性损害。本书在案例分析中列举了 ADHD 的相关问题，在第 14、15 和 16 章解释了相关评估和治疗内容。

这些高智商的儿童、青少年和成年人中，部分人（并非所有人）还有第二个问题——他们往往难以理解和管理自己的情绪，可能造成社交上的尴尬。许多人在理解他人（尤其是同龄人）方面存在明显的困难。有些人总是忽视，甚至不能捕捉到同龄大多数人普遍遵循的社会期待。他们的智商高于平均水平，但社交能力和情商有限。他们大脑的社交情感管理系统受到了损害。本书在案例分析中列举了社交和情绪功能方面的困难，在第 15 章和第 16 章解释了相关评估和治疗内容。

一个同时有 ADHD 和社交情感障碍的 10 岁男孩

下面的临床案例展示了 ADHD 共病社交情感障碍在儿童期可能出现的多种表现形式之一。本书正文中提供的案例展示了该综合征在其他儿童、青少年和成人中的表现。

丹，一个纤瘦、红头发的 10 岁男孩，在父母的陪同下来到我们的诊所，丹的父母怀疑他可能有 ADHD。尽管丹非常聪明，但他在学校遇到了很多学业和社交方面的困难，他们因此前来咨询。他们说，丹在自己特别感兴趣的科目中表现很好，特别是数学或阅读，但他完成作业的速度极慢，甚至无法完成。对于被分配的任务，他总是很容易分心。丹很害羞、容易受挫，经常被同学嘲笑和霸凌，以至于他常常不愿意或者无法去上学。

丹和他的父母坐在办公室的沙发上，我请丹告诉我他目前的年级和老师的名字。我听到他说四年级，但没有听到老师的名字。我回应道："对不起，我没听见你说你的老师叫什么。请你再说一遍，好吗？"

丹立刻抽泣起来。他迅速起身，从沙发上拿起一个枕头。他把枕头举过头顶，愤怒地扔到地板上，然后跪下，把脸埋在枕头里，继续抽泣。他的母亲说："丹，你不要那么情绪化。医生只是让你重复老师的名字。"丹竭力叫喊着回答："我没有情绪化！"

很明显，丹确实很情绪化。当时他以戏剧化的方式表达自己的沮丧、愤怒和尴尬，他试图告诉我老师的名字，但我没有听懂。然而，从某种意义上说，丹说的是完全正确的。但他无法"处理"情绪，也就是说，他无法充分理解和处理与我短暂互动中激发的情绪。他做出这种反应，就好像我在生气，用令人尴尬的错误来质疑他。他反应过度，接近崩溃。

当丹稍微冷静下来时，他告诉我，这种崩溃对他来说并不罕见，在家里和学校里经常发生。丹解释说，他感到自己一直很崩溃，其他孩子经常叫他"丹妮宝贝"，因为他总是很容易感到沮丧，还容易哭。他说，他很喜欢学习（写作除外），但他讨厌去学校，因为同学们总是对他很刻薄。他进一步解释：即使刚上学的时候，"老师们通常很喜欢我，除了我没有完成作业的时候，但我总像是一个局外人。我没有朋友，我只能自己待着，课间休息时待在围栏边上，读很多书。和现在一样。"

在我们的评估过程中，丹的确有 ADHD。他本人、他的父母和老师的报告提示，他存在许多 ADHD 特征性的自我管理功能的慢性损害：

- 他可以很好地专注于他真正感兴趣的任务，比如数学，但对于他觉得无聊的任务或活动，例如语言艺术，他在集中注意力和维持努力方面存在持续的困难，即使他知道完成这些工作很重要。
- 他的老师报告说，他似乎不断地陷入自己的思绪，对教室里发生的事情一无所知。
- 他在课堂讨论中通常反应敏捷，但在启动被分配的任务时通常非常缓慢，完成任务所花的时间也远比其他同学长得多。
- 他经常被自己周围或外面大厅里的微小噪声或活动分散注意力。
- 他经常健忘，很难记住指令，即使老师刚刚解释过；他经常需要多次重复指令。
- 当阅读自选书籍时，他能够很好地回忆起故事的细节，但当阅读一些他不感兴趣的内容时，他总是无法记住几分钟前刚刚读过的内容。

丹也显示了很多优势。他有着丰富的词汇量，表达十分清晰。在智商测试中，他的言语理解能力和视觉空间能力高于 99% 的同龄人。他的阅读、拼写和数学成绩高于 98% 的同龄人。然而，尽管具有这些突出的优势，丹还是讨厌学校。很多个早晨，他固执地拒绝离开家去学校。

丹给出了两个他不愿意去学校的理由。第一，他常常感到无聊，课堂知识的大部分内容他都已经学过了；他声称自己的知识面更广。第二，他害怕去学校，经常有同学说他很奇怪，叫他"丹妮宝贝"，尤其是当他难过和哭泣的时候。他只想一个人待着，这样他可以读书和上网。

朋友或同学会如何形容他？丹回答：精通数学，读书多，害羞且安静，喜欢独自做事，容易发疯。丹的父亲描述他"经常讽刺，带有成人的幽默感"。丹的母亲指出，他常常很不耐烦；极度完美主义，会迅速撕掉自己画的任何不完美的画。她还提到，他似乎总是看起来很累。

经过几个小时的访谈和量表评估、测试之后，很明显，他存在ADHD相关的执行功能损害。然而，ADHD并不是唯一的问题。他还存在一种与社交和交往互动相关的复杂综合征，这种综合征常常无法被识别和治疗。丹的父母十分赞同ADHD的诊断，但当我们谈及丹似乎还存在显著的社交情感障碍（在我们的诊所，称之为阿斯伯格综合征）时，他们感到不解和担忧。他的母亲打断道："阿斯伯格综合征？这不是孤独症的一部分吗？丹不是孤独症！他有很好的语言能力，而且他和我们一直很亲近。他只是有点害羞！"

我们试图向丹的父母澄清，丹不是典型意义上的孤独症。大多数典型孤独症的儿童在3岁之前就会被识别，他们基本的社交能力受到严重损害。他们总是避免眼神接触，不擅长通过微笑或面部表情与人交流；大多数人语言发展严重滞后，智力严重受限，智商得分介于轻度到重度智力低下之间。这些描述都不适用于丹。

一个消失了的有用诊断

曾经有一种官方诊断可以描述这种令人困惑的临床现象：认知

能力良好，同时社交情感功能薄弱。在 1994 年美国精神病学协会出版的《精神障碍诊断和统计手册》（DSM）中，"阿斯伯格综合征"可以用来诊断本书中描述的儿童、青少年和成人。不幸的是，最新的 2013 版手册（DSM-5）完全删除了"阿斯伯格综合征"这一诊断（American Psychiatric Association，2013）。DSM-5 规定，所有先前被诊断为阿斯伯格综合征的人，此后都应转而被诊断为孤独症谱系障碍，而后者在先前仅用于描述存在严重社交和认知障碍的人。世界卫生组织最新的诊断手册《国际疾病分类》（ICD-11）也删除了阿斯伯格综合征的诊断，将其与孤独症谱系障碍这一诊断合并（World Health Organization，2018）。

阿斯伯格综合征这一诊断的删除，使得面对与本书中所提到的那些人类似的情况时，没有任何官方诊断可以描述他们身上所具有的优势和缺陷的独特组合，而是把他们与存在更严重的社交损害和智力水平低下的儿童、青少年和成人混为一谈。这些存在社交情感障碍的聪明人所需要的支持和治疗，有别于其他大多数孤独症谱系障碍人士。

尽管当前版本的 DSM-5 和 ICD-11 删除了这一诊断，我们作为面向 ADHD 和相关问题的诊所，出于教育目的，依然会使用阿斯伯格综合征这个名词，便于我们为 ADHD 和阿斯伯格综合征的个体及其家庭提供帮助。

这些聪明但在社交和情感上笨拙的人，在某些方面确实和孤独症个体相似。他们的社交和互动能力明显受损。他们理性地理解社会环境，但他们难以理解他人的内隐情绪。与同龄人建立关系时，他们倾向于逃避，或者进展缓慢。与大多数同龄人相比，他们的兴趣和活动范围往往更局限。

然而在某些其他方面，本书描述的这部分人与大多数孤独症个体完全不同。与大多数被诊断为孤独症的人不同，他们的问题通常不会在婴儿期或儿童早期显现出来。他们语言能力的发展往往没有显著的滞后，认知能力也不会低于平均值。与之相反，本书中描述的人，他们的语言能力和整体认知能力多数处于平均范围内，很多处于中上或者优异的范围内。此外，很多人在特定的领域有天赋。通常，直到进入小学（需要和同伴交往）或者中学（他们逐渐脱离父母和其他成年人的督导，面临独立自主的挑战）时，他们的社交功能缺损才会充分显现。

对孤独症谱系障碍理解的片面性

丹的父母很难想象他们的儿子可能具有孤独症谱系障碍的特征，这个例子印证了当前大众和专业上对孤独症的理解存在很大的问题。时下对孤独症谱系障碍的理解是非常片面的！对于那些社交功能严重受损、智力水平极其有限、语言发展严重滞后的孤独症谱系障碍人群，专业人员和宣传团体做出了卓有成效的工作，在识别、治疗、教育和家庭支持方面为他们提供了急需的服务。与此同时，对于那些在早年被诊断为阿斯伯格综合征的高智商人群来说，相关的识别、理解、治疗和支持服务则极其有限。

本书的目的

本书是我前期出版的《被困住的聪慧——注意缺陷多动障碍的情绪问题》一书的延伸，扩展了对 ADHD 及其治疗的理解，详细讲述了在我们诊所里见到的 12 个独特的儿童、青少年和成人的案例，他们有明显的社交情感障碍，同时也因为 ADHD 相关的执行功能损害而挣扎。这本书并不仅仅适用于医学和心理健康方面的专业人士，还面向教育工作者、有 ADHD（同时伴有或没有社交情感障碍）的聪明儿童和青少年的父母，以及任何可能存在类似优势和困难的成人。

我写这本书有三个目的:

1. 为当前科学理解 ADHD 提供一种最新的、实用的描述:将其看作与大脑自我管理系统(执行功能)发育障碍相关的一种综合征。这个描述超出了官方诊断标准中使用相关术语和例子对 ADHD 的解读(许多儿童、青少年和成人的日常生活表现)。它还对"ADHD 的核心谜团"(即所有 ADHD 个体都可以在少数特定的引发其强烈兴趣的任务和活动中,很好地运用自我管理的功能)做出了解释。此外,这本书还讲述了如何识别和有效地治疗 ADHD 相关的损害。

2. 描述和解释阿斯伯格综合征:该诊断名称已从现有的诊断手册中删除。该综合征可见于儿童、青少年和成人,他们在拥有正常或超常认知能力的同时,表现出明显的社交情感功能损害。他们在某些方面很像是孤独症的某种亚型,但同时又与大多数孤独症谱系障碍者有很大的不同,因为他们的语言能力发展得更好,认知能力也更强。他们(那些有这种综合征的人)之间也存在很大差异。这本书提供了各种具体案例,有不同的治疗策略、技术和药物,可能有助于我们认识和支持存在阿斯伯格综合征和 ADHD 的个体,帮助他们在不同的生命阶段有效应对特定的社交情感上的挑战。

3. 提倡恢复使用"阿斯伯格综合征"一词,以识别孤独症谱系障碍中认知能力更强的人,从而为他们提供充分的帮助,激发他们更强的社交互动潜力(比大多数孤独症谱系障碍者要强)。正如精神障碍诊断有充分的理由把"分离焦虑"与"特定恐惧症""社交焦虑障碍""惊恐障碍""广泛焦虑障碍"区分开,而不是把它们简单地归为"焦虑障碍"一样,将阿斯伯格综合征区别于其他类型的孤独症谱系障碍,划分为一种特定的症状群,认识到那些有此综合征的人的需要,帮助他们为更复杂的社交互动做好准备,也是十分有用的。我强烈建议美国精神病学协会和世界卫生组织恢复将阿斯伯格综合征作为孤独症谱系障碍的一个亚型的诊断标准。

　　与认知能力明显受限的孤独症个体相比，那些认知能力处于平均水平或高于平均水平的孤独症个体，处在学校和其他复杂的社会环境中时，周围的人往往期待他们日渐独立。那些认知能力较强的人不太可能被保护在只有同类人的教室里，而更可能在教室里以及就业和其他环境中与主流的同龄人互动，他们的社交情感障碍可能会成为问题。

　　本书第 1 章描述了四位成功的成年人，他们都有社交情感障碍，直到中年才被识别。这一章引用了他们个人传记中的内容，揭示了如下信息：他们未被识别的社交情感障碍是如何使他们在童年和成年期的生活变得非常困难的，社交情感障碍的延迟诊断如何使他们的人生轨迹发生了重大改变；他们可能有未确诊的 ADHD。

　　接下来的 12 个章节详细介绍了在我们的诊所中就诊的特殊儿童、青少年和成年人，他们非常聪明，同时存在 ADHD 和被我们称为阿斯伯格综合征的社交情感障碍。每一个案例的结尾部分总结和反思可能帮助或阻碍人物功能的具体因素。我十分谨慎地修改了身份信息，保护他们的隐私。有些人最终以不同的方式取得成功，而另一些人则仍然在努力。

　　在这 12 个案例之后，本书第 14 章描述了我们对 ADHD 的科学理解，第 15 章描述了阿斯伯格综合征（Asperger syndrome），并解释了我们为什么要使用这个术语，而不是阿斯伯格的综合征（Asperger's syndrome）（译者注：Asperger's 为所有格形式）来指代这些聪明人的社交情感障碍。

　　第 16 章讲述了 ADHD 和阿斯伯格综合征并非彼此互相排除的诊断，而常常共同存在。同时描述了阿斯伯格综合征和 ADHD 伴发学习问题、情绪症状或行为障碍的一些或很多特征。

　　本书以第 17 章结尾，总结了我们所发现的一些资源、策略和药物，它们可以有效地帮助那些有 ADHD 及同时存在阿斯伯格综合征相关社交情感障碍的聪明的儿童、青少年和成人，协助他们克服困难并发展优势。

在第 17 章之后，是本书所使用或提及的扩展阅读资料和参考文献。前者提供了一些文章和书籍作为扩展阅读资料，这部分内容可能会帮到那些有 ADHD 和（或）阿斯伯格综合征的青少年或成人、他们的父母或照料者，以及那些服务于 ADHD 个体、阿斯伯格综合征个体或同时存在两种障碍者的教育工作者或临床医生。后者包括了本书所使用的其他参考文献，以及一些临床医生、学者和研究人员可能感兴趣的更专业的参考文献。

（唐雅静　译，程嘉　钱秋谨　校）

目录

本章摘录了四位存在阿斯伯格综合征的成功人士的自传。其中包括：一名在八年级之前辍学的男孩，后来他成为一名大学新闻学教授，并作为杰出的音乐评论家获得了普利策奖；一位被贴上"书呆子、羞怯和社交不当"标签的女性摆脱了羞耻感，成为成功的作家和出版人，并引导他人理解自己；一名高中辍学者，为 KISS 摇滚乐队设计了"爆炸"吉他，经营着一家汽车修理店，并写了一本《纽约时报》畅销书《看着我的眼睛》；一位从出生就有典型孤独症（现在的阿斯伯格综合征）的天才动物学家，用图像思考，设计了美国三分之一的牲畜管理设备，出版了六本书，并广泛开展孤独症相关的演讲。

约书亚有严重的社交焦虑，对这种问题需要仔细调整治疗的药物，但他仍持续遭受同伴的欺凌。他的父母反复告诉他，他是"天才"，他的同学只是嫉妒他。约书亚的同伴问题在很大程度上缘于他对同学的傲慢。他在音乐方面天赋异禀，在新学校里表现得稍好些，在这里他能够与其他有共同爱好的同学一起学习音乐，但他仍需要大量的支持来帮助他学习如何适应同龄人的文化。

3　山姆　　25

运动让山姆受益匪浅，他在运动中表现出色，但经常与队友和同学作对，批评他们的表现。山姆的父母一直以来都存在矛盾，对于山姆这些不被接受的行为，他们不知道如何在支持和对抗中进行平衡。他们还需要帮助，以避免向山姆提供一些无益于他应对同伴嘲笑的策略。

4　贝拉　　35

贝拉是一个非常聪明和有创造力的女孩，她远离同学，把大部分空闲时间都花在玩电子游戏上。她害怕从初中过渡到高中。治疗性角色扮演课程对她很有效，她尝试着以不同的方式与同龄人互动，并得到一名高中指导顾问的额外支持，该顾问帮助她做好了向高中过渡的准备。

5　杰里米　　46

杰里米的父母正因为婚姻冲突以及杰里米频频出现的学校问题而焦头烂额。当我们开始一起工作时，杰里米正在课堂上"罢工"，坚称自己不会配合老师，除非老师停止让他感到丢脸的特殊教育支持服务。同时，他还存在对父母"双重效忠"的问题，并且担心自己会变得像有精神障碍的叔叔那样。他母亲突然患上癌症，使家庭的动力和杰里米对支持的需求变得更加复杂。

6　贾斯廷　　57

贾斯廷在社交上很孤立，并且，只要犯了错误，他就会把头撞在学校的墙上，然后离开教室。在老师的合作下建立的干预措施，能够避免他应对挫折时的非适应性反应。他的奶奶每天都会在放学后接他回家，督促他完成作业。他的家人起初害怕用药，但是精细的药物调整，以及与贾斯廷、他的父亲和奶奶一起进行的心理治疗帮助他改善了情绪、学业，以及与同龄人的互动。心理治疗还帮助他消除了对成长和性问题的困惑。

第三部分　成年早期

感受情绪的方式，否则她将无法体验到这些情绪。她需要一位写作导师和一门心理治疗课程，来培养更多的自我接纳，并更好地理解自己的冲突。

10 豪尔赫 107

在豪尔赫 8 岁时与我一起进行评估之前，他就被诊断有 ADHD、日间遗尿症和遗粪症。他的父母离婚了，他在八年级之前一直在家接受母亲的家庭教育。他父母之间关于他是否应该接受药物治疗的激烈争论在法院得到了解决。随着药物治疗的实施，他的功课有所改善；他进入一所小型私立学校，在那里表现得很好。豪尔赫上大学时搬到另一个州和父亲同住，并最终以优异的成绩毕业，尽管他在独立和社交方面仍然存在困难。

第四部分 成年人

11 理查德 123

理查德非常聪明，在大学和法学院的学业生涯中非常成功，但他完全不擅长在工作场合与上司或其他员工进行社交情感互动。无论在哪家律师事务所，他都不能和高级合伙人发展出恰当的关系，使其成为自己的灵魂导师。他不能理解完成上司所急需完成的任务有多重要，无法从上司的角度看问题。在理解与他同居的女友的需求和期望方面，他也存在类似的问题。

12 洛蕾塔 134

洛蕾塔克服了语言加工障碍，在学业上大获成功并成为一名律师，但是她的 40 岁生日却令她感到沮丧：她结束了持续 4 年的交往，无法与其他人保持情感上的亲密，因此，她觉得自己是个失败者。她因为自己在社交关系上强烈的矛盾心理而挣扎，就像许多有阿斯伯格综合征的成年人那样，她在亲密关系方面的持续心理冲突导致了中年时严重的抑郁发作。

13　加里　　　　　　　　　　　　　　　　　　145

加里能够与他的学生融洽相处，但他很难与同龄人建立互惠关系。他与营地工作人员（一名女同性恋）之间的关系，是他第一次尝试与女性发展关系。当那段关系中断后，他被彻底摧毁了。他在精神病院以患者身份与另一名女性患者建立关系，之后迅速同居、结婚、生子。在儿子出生后不久，加里和妻子的关系恶化，但加里可以和他的儿子维持亲密关系。

第五部分　关于 ADHD、阿斯伯格综合征及两者共病的进展

14　ADHD：大脑自我管理系统的问题　　　　　161

将 ADHD 简单地视为小男孩的行为问题——他们总是无法安静，很少听别人说什么或要求什么，这种刻板印象已经被一种科学认知所取代：ADHD 是大脑自我管理系统（即执行功能）在发展过程中表现出来的复杂问题。本章详细阐述了对 ADHD 的最新理解，ADHD 如何随发育而变化，以及如何有效治疗 ADHD。

15　阿斯伯格综合征：大脑社交情感系统的问题　190

阿斯伯格综合征指代这样一组特征：社交笨拙，难以理解自身或他人的感受和观点，常见于一些智力水平中等或者偏上的儿童或成人。阿斯伯格综合征曾经是一个独立的诊断，但在 2013 年从诊断手册中删除，并被纳入孤独症谱系障碍的诊断。本章介绍了阿斯伯格综合征，并倡导将其视为孤独症谱系障碍中一个独特的亚型。

16 合并症的叠加和复杂化

许多研究表明，在智商较高的孤独症个体（以前称为阿斯伯格综合征）中，有一半甚至三分之二同时有 ADHD。研究还表明，孤独症谱系障碍中有 ADHD 表现的人往往在学校、家庭和社区的适应行为上存在更多困难，并且通常能够从 ADHD 治疗中获益。相反，在被诊断为 ADHD 的儿童中，约有 18% 同时存在孤独症特质，并且比单纯有 ADHD 的儿童存在更严重的功能损害。此外，ADHD 和阿斯伯格综合征都常常会因为焦虑、情绪问题、行为问题和（或）特定的学习障碍等其他问题而进一步复杂化。

17 总结和资源

本书有 12 章是关于个体的，包括对该个体处境的反思，以及我为他们提供的支持和治疗。本章提供了对有 ADHD 和阿斯伯格综合征的儿童、青少年和成人来说重要的信息和思考。其中一些信息可能有助于其他有类似困难的儿童、青少年或成人。在此信息之后提供了有更多信息和支持的图书及资源列表。

图表目录

第一部分

起点与终点

1

阿斯伯格综合征较晚被识别的成功智慧人士

本章内容摘录自四位存在社交情感障碍（阿斯伯格综合征）的成功人士的自传，他们在自传里举例说明了自己的长处和遇到的困难。尽管这四位作者在成年之前都没有被诊断为 ADHD，但他们在自传中阐述的关于所遇困难的鲜明事例表明，他们可能患有 ADHD，同时也存在阿斯伯格综合征。

蒂姆·佩奇（Tim Page）的自传描述了他在阿斯伯格综合征下聪明成长的故事。虽然他在七年级便辍学了，但后来获得了普利策奖，并最终担任《华盛顿邮报》的首席音乐评论家。他目前是南加州大学的新闻学教授。在《平行游戏：与未确诊的阿斯伯格综合征一起成长》（*Parallel Play*：*Growing Up with Undiagnosed Aspergers*）一书中，佩奇写到他与同龄人相处时存在的困难：

> 我的生活一直处于平行游戏的状态，与其他人待在一起，但又明显与他们脱离……我可以不与大部分同学建立关系……（之后）我知道有一些跟我相似的人——喜欢不变的常规、重复的模式……以及自己钟爱的一些事物。
>
> （Page，2009，第3—5页）

虽然佩奇在智商测试中处于同龄人的前2%水平，但在早期学习生涯中，他在维持注意力和专注学业任务方面长期存在困难。他写道：

> 如果我对一门学科没有浓厚的兴趣，那我根本无法集中精力……每个学期后段，很明显的事实就是我完全不清楚学了什么，我就会去参加一些补习班课程并竭尽全力尝试专心听课……老师对我期望越高，我的成绩反而只会越糟……学校对我的表现相当困惑，因为我的不"正常"越来越明显了……我一直处于班级倒数的位置上，这显然已经失控了——大部分时间，我要么在睡觉，要么在咄咄逼人。七年级是我能够完成的最后一个学业阶段。
>
> （Page，2009，第37、38、56页）

尽管佩奇一直很难完成大部分的学业任务，但他在一些能够引起自己浓厚兴趣的领域中展现出了卓越的才能。"我陶醉于演奏小提琴，并且在我正式学习之前就开始谱曲了"（Page，2009，第39页）。他厌恶当时的流行音乐，却阅读了当地大学图书馆所有的歌剧书籍，充分了解了古典和现代音乐以及无声电影的历史。在青少年早期，佩奇也开始对拍摄家庭电影产生了兴趣，他拍摄的一部作品在全国范围内获得了一定的认可。

在青少年中后期，佩奇结识了一些对音乐同样感兴趣的朋友。在与这些朋友相处时，佩奇很长一段时间过度饮酒并吸食大麻。在那段时间里，他还经历了急性焦虑发作和重度抑郁。后来，他的两位朋友在一场交通事故中丧生，上述情况愈演愈烈。在青少年后期，佩奇重拾学业，最终从哥伦比亚大学毕业。

直到中年，佩奇才知道自己有阿斯伯格综合征。当他第一次收到诊断并阅读有关书籍时，他感到意外而又宽慰，他写道：

> 我感觉好像偶然发现了自己的秘密日记一样。我的一切都在这里面——电脑般的记忆力，笨拙的运动力，难以与同龄人和恋人相处，渴望模式化和重复性，拥有狭窄而又专业化的兴趣爱好——我 45 岁才知道，我并不孤单。
>
> （Page，2009，第 178 页）

天宝·葛兰汀（Temple Grandin） 在她的自传《用图像思考——与孤独症共生》（*Thinking in Pictures：My Life with Autism*）中描述了自己两岁时典型的孤独症表现：不会说话，眼神接触不良，脾气暴躁，对声音缺乏反应，对人不感兴趣，以及长时间凝视空中。然而，她认为作为一名成年人，她可能会被诊断为阿斯伯格综合征（Grandin，2006，第 49 页）。她提供了一个很好的例子，展现了有孤独症特征的人受到的损害是如何在发展过程中大大改善的。

葛兰汀如此描述她的高中时代（Grandin，2006，第 120 页）："这是我一生中最糟糕的时期……高功能孤独症的青少年在高中经常受到霸凌……我向一名取笑我的女孩扔了一本书，然后就被这所大型女子高中开除了。"在她的自传中，葛兰汀提到了她的母亲、各位老师以及导师们所扮演的角色，他们帮助葛兰汀发掘了自己那些引人瞩目的潜能：

卡洛克先生是我的一位科学老师，他是我高中时期最重要的导师。在我被普通高中开除后，父母将我送去一所小型寄宿学校，这所学校招收有情绪问题的天才学生。尽管我 12 岁时在韦克斯勒智商测试中得了 137 分（第 99 百分位数），但我特别厌倦功课并且成绩很差……但是，卡洛克先生将我的兴趣当作我学习的动力……我发现了高功能孤独症个体在生活中获得成功的两个重要因素：启发指导和潜能发展。

（Grandin，2006，第 104、116 页）

在葛兰汀进入亚利桑那州立大学之后，她努力学习了大学里的规章和要求。"大学真是一个令人困惑的地方，我尝试用视觉类比的方法去理解大学的规则。"

对于孤独症人群而言，规则非常重要，因为我们非常在意如何做事……由于我缺乏社交直觉，所以我做事纯粹依靠逻辑，就好像有一台专业的计算机指导着我的行为。它是一个复杂算法的决策树，对每一个社交决策我都要进行理智思考和逻辑判断。情感不会指导我的决策，这是一个纯粹的计算过程。

（Grandin，2006，第 108 页）

最终，葛兰汀在亚利桑那州立大学里取得了不错的成绩，接着她还获得了心理学学士学位和动物科学硕士学位。她的专业是研究养殖场中的牛穿过不同类型牛槽时的行为。她设计了被广泛应用的设备，从而对牛进行更人性化的管理。尽管葛兰汀在事业上取得了成功，但她一直在与日益加剧的焦虑做斗争，还经常伴有阵发性的结肠炎和严重的头痛。她提到自己的神经系统一直处于应激之下。"我就像一只受惊的动物一样，每一件小事都会引起我的恐惧反应……在我快 30 岁的时候，这些严重的情绪问题发作得越来越频繁"（Grandin，2006，第 124 页）。1981 年，葛兰汀寻求了药物的帮助以缓解她的慢性焦虑。

> 我的身体不再处于过度警觉的状态。服药前，我一直处于生理性警觉状态，仿佛随时准备逃离那个不存在的捕食者……服药就像调节老式发动机里的怠速调节螺钉一般。服药前，我的引擎一直在转动，每分钟会转很多次，以至于它快要被撕裂了。现在，我的神经系统以每小时 55 英里的速度运行，而并非过去的每小时 200 英里……大约一半的高功能孤独症成人有严重的焦虑和恐慌……如今，有许多新药可以切实有效地帮助孤独症个体……令人惋惜的是，很多专业医疗人员不知道如何开具合适的处方……孤独症个体需要抗抑郁药的剂量往往低于非孤独症个体。

（Grandin，2006，第 126、128、130 页）

第三部关于在阿斯伯格综合征下聪明成长的自传来自于**辛西娅·金（Cynthia Kim）**的《书呆子、羞怯和社交不当——阿斯伯格综合征人士生活指南》（*Nerdy*，*Shy and Socially Inappropriate*：*A User Guide to an Asperger Life*）。她直到 40 岁才知道自己有阿斯伯格综合征，并且是通过广播节目才了解到这种综合征。她听到那些介绍后逐渐认识到，尽管自己已经取得了成功，但是很多问题在她童年时期就已经造成了影响。

> 在我成长的时代里，没有阿斯伯格综合征这样的诊断。像我这样的孩子会被贴上书呆子、羞怯或者天才之类的标签。年复一年，我把成绩单带回家中，上面总是写着我没有完成任务，也不和其他人一起玩，课堂上也不投入。因为我文静，成绩也好，所以身边的大人们总把我的问题归咎于我特别害羞和胆

怯……（现在）从表面上看，我就是一个典型的平平无奇的中年妇女。我的婚姻很幸福，自己是一位成功的小型企业家，同时也是一位优秀年轻女性的妈妈……（然而）我具有阿斯伯格综合征的所有迹象：社交能力差，沟通困难，感觉敏感，热衷于循规蹈矩，有许多难以察觉的兴奋点，金鱼般的工作记忆……诸如此类，多种多样。

（Kim，2015，第13—14页）

金将她的成长过程描述为一段社交孤立的时期：

我和同龄人非常不同，比如我能够自己单独待好几个小时。我最快乐的回忆是在农村骑自行车长途跋涉、在树林里探索、在房间里玩游戏，全都是我自己一个人。我记得有一些竞争激烈的游戏如大冒险和大富翁，也都是我自己与自己对抗玩耍……

"她只是害羞！"我一遍又一遍地听到这句话。如果我在学校不参加讨论，那是因为我害羞。如果我在生日聚会上游离在外或者独自躲进卧室看书，那也是因为我害羞。如果我不想参加学校的活动，或者我没有很多朋友一起玩——那都是因为我太害羞了。我是个好女孩，我不会捣蛋。

（Kim，2015，第20—23页）

然而，金也提到了自己在小学时期反复被取笑或被欺负的经历。她说，经常感觉自己像一只羚羊，周围有一群饥饿的狮子向她袭来：

当你还是一个对社会群体运作一无所知的孩子时，会很容易觉得整个世界都在给你难堪。多年来，我一直忍受欺凌，因为我不知道如何避免它的发生。

有一天，当一个邻家的刻薄女孩对我恶语相向时，我马上进行了反击……这奏效了……经过几次针锋相对的不悦交流后，我们变得有点像朋友……或者说亦敌亦友——一种可能在这一天相处融洽且迅速升温，然而在后一天可能会相互侮辱而决裂的关系。很快我所有的朋友都是这种刻薄女孩……当我们厌倦了彼此攻击时，就开始寻找容易下手的目标……那些形单影只、被排挤在外的孩子，外表出众的孩子，以及缺乏盟友的孩子。如果自己曾经是位受害者的话，会很容易发现其他的受害者。

（Kim，2015，第 27 页）

金在讲述自己的小学时期时，说道：

对于有某些发育方面的问题但又智力天赋异禀的孩子来说，期望他们仅靠智力过活，相当于还没教会他们游泳就直接把他们扔到了游泳池的深水区。这让他们在情感上和精神上都溺亡了，与此同时又告诉他们，他们非常聪明。

（Kim，2015，第 32 页）

金在高中时期找到了志同道合的朋友，他们不会取笑和欺凌她：

那些刻薄的女孩渐渐地从我的生活中消失了。我的朋友不多，只有一个亲密的朋友，但我并没有感到害怕。无论是在学校生活还是途经邻居家，我都不再需要将自己包裹在抵抗欺凌的盔甲中。

（Kim，2015，第 28 页）

然而，她遭遇的困难并没有在高中时期结束：

成年后，如果你仍然缺乏大多数人在六年级时就掌握的社交技能，那么生活会变得更加混乱和难以驾驭……普通人能潜移默化地获得社交技能……而我们需要被清晰地教会社交技能。我们凭借本能学习代数，但我们不太可能本能地学习社交……

9

其他成人似乎依赖于本能反应和直觉回应，我则要依靠过去的经验来建立索引库，以指导我的社交互动。

（Kim，2015，第32—34页）

第四部关于在阿斯伯格综合征下聪明成长的自传来自于**约翰·罗比森（John Robison）**的畅销书《看着我的眼睛——我和阿斯伯格综合征》（*Look Me in the Eye*：*My Life with Asperger's*）。在这本书中，他描述了自己在成长过程中与同龄人大相径庭的感受和行为：

我与其他孩子不同……我走路的步态很机械化，像个机器人。我动作笨拙，表情也僵硬，我很少笑。通常，我不会回应其他人，我表现得就像他们根本不存在一样。大多数时候，我一个人待在自己的小世界里，脱离于我的同龄人……当我不得不与其他孩子互动时，这个过程通常很尴尬。我也很少与别人有目光接触。

（Robison，2008，第4页）

罗比森非常聪明，他的智商处于第99百分位数，但他在15岁上高一时就辍学了。他离开学校的原因是由于社交尴尬而持续受到嘲笑和骚扰，且学业也常不合格。尽管如此，他还是逐渐发展了自己的专业技能。他为音乐家修理音响设备，并最终成为一名相当成功的工程师。在20世纪70年代的后期，他在著名的KISS摇滚乐队中担任音响和灯光系统的技术管理员。后来他被聘为一家制造公司的电子工程师。在那里，他发展了解决复杂技术和运算问题的能力，但由于人际交往能力有限，仍然会遇到一些困难。他在自传中这样描述：

麻烦的是，我在企业的地位越高，我就越要依赖人际交往能力，而技术技能和创造能力就越不重要……到1988年，我换了两家公司工作，竭尽全力接受公司工作环境对我要求的一切。我开始接受业绩审查者对我的评价，我不是一个团队合作者。我很难与人交流……我很聪明，也很有创造力，但仍然不适合这样的工作。

（Robison，2008，第 204—205 页）

这种挫败感促使罗比森开办了自己的汽车维修店，专门从事劳斯莱斯和路虎等高端汽车的维修工作：

> 我喜欢它们组合在一起的方式……我找到了一个称心的工作。实际上在这里，许多阿斯伯格特征对我是有益的。我对汽车知识的渴望使我成为一名出色的服务人员。我精确的语言使我能够用简单的术语解释复杂的问题。我直截了当地告诉人们他们需要了解自己汽车的哪些东西……

（Robison，2008，第 214 页）

然而，罗比森很快意识到，要成功发展汽车维修业务，需要的不仅仅是判断问题和维修汽车的技能。

> 在从事汽车维修业务之前，我一直认为从根本上讲，汽车维修要比工程学简单。现在两者都做了，我知道并非如此。甚至可以说，经营汽车维修业务对我来说更难，因为它要使用不同类型的脑力——这是我在工程学工作中从未锻炼过的。我必须快速获得广泛的新技能。其中最主要的就是能够以友好的方式与人打交道，从而让他们成为回头客。

（Robison，2008，第 214—215 页）

罗比森在自传的总结部分强调，他逐渐培养了更多与他人互动的技巧。

　　我如今的生活变得无比幸福、丰富和充实，因为我的大脑在不断得到开发……有许多关于孤独症和阿斯伯格综合征的阐述将像我这样的人描述成"不想与他人接触"或"更喜欢一个人玩耍"。我不能代表其他孩子……但我从不愿意形单影只……我之所以自己一个人玩，是因为我不擅长和别人一起玩。由于自身的局限，我感到孤独，而孤独是年轻时最让我痛苦和沮丧的经历之一……我希望这本书能够说明，无论我们这些有阿斯伯格综合征的人看起来多么像机器人，我们实际上都拥有很深厚的感情。

（Robison，2008，第 211 页）

（何山　译，帅澜　杨斌让　校）

第二部分

儿童和青少年

2

约书亚

> 我在学校里超前学习并更快地进入大学，这样我身边的人就都和我一样，非常聪明且热爱音乐和理论物理。我在这个学校里没有朋友，特别孤单，我和其他人不一样，所幸现在不像在上一个学校那样遭到霸凌。我曾经一度非常抑郁，甚至有过自杀的念头，但最近明显好转很多。我仍然很担心是否能顺利达到自己的目标——跳级进入更高的年级就读。

约书亚最初由母亲带来找我咨询，那时他 11 岁，在一所很小的私立学校里就读五年级。在那所学校里，每个学生待在各自的格子间里学习，相互之间鲜有社交互动。这个学校对约书亚来说就像避难所一般，尤其是在上了 3 年的公立学校之后。在那所公立学校里，他频繁遭到其他同学的拒绝和霸凌。约书亚激动地开始他的讲述：

> 我是学校里超前学习的书呆子。相比于同龄孩子，我和年

长的人及成年人相处得更好一些。我在学校里几乎没有什么朋友，感到很孤单。我希望尽早进入高中，然后尽快进入大学，这样我就可以跟和我一样聪明的人相处了。进入大学后，我希望主修理论物理，辅修法律或商科。一直以来，我都很难长时间保持专注。此外，我经常感到抑郁，有时还会想到自杀。我还有偏头痛以及细菌恐怖症，我会一直洗手直到双手通红而粗糙。我常感到坐立不安，双脚需要抖个不停。

在约书亚来我们门诊评估的两年前，也就是他在一个主流公立学校就读三年级的时候，被家长带去做了一个神经心理学评估。那时候，他看上去是一个非常聪明的孩子，但饱受感觉敏感、偏头痛、注意力难以集中、与其他同学难以和睦相处的种种困扰。

约书亚在完成句子完形的任务测试中说道："其他孩子……对我很刻薄，总是惹恼我，我不理解为什么……他们对我如此刻薄。"他说"妈妈认为……我很好、很特别"，以及"爸爸认为……我很好、很特别"。当询问他三个可能实现的愿望时，他说"我希望每个人都对我友善些。我可以飞，也可以做任何事"。从这些表达中不难看出约书亚对自己为何遭到其他孩子的刁难和欺凌毫无头绪，与此同时，他认为在父母眼中，自己"很好、很特别"。他还希望每个人都能对他更友善一些，可以超越其他人，以及拥有无限的力量。

我们使用了社交反应量表-2（Social Response Scale-2；Constantino and Gruber，2012），用这个量表来评估社交互动功能和孤独症相关特质。约书亚父母对他的评估仅显示出他有轻微的社交损害。与之相反，他的三位老师的评估均显示他存在严重的社交知觉、社交沟通、社交认知、刻板重复行为和社交动机方面的损害。约书亚的父母似乎并没有意识到他们儿子社交损害的严重性，并且支持约书亚对自身的看法，即自己是一个遭遇伙伴敌对的、无辜的受害者。他们会在与约书亚交流时称他"很好、很特别"。父母和老师对孩子的看法如此迥异在独生子女家庭中比较容易出现，这些孩子从未经历过为赢得父母关注和赞赏的同胞竞争。

约书亚之所以认为自己很特别，是因为他的家长不断地夸赞他有"天赋"、智力超群，远比其他孩子聪明得多。然而，约书亚从老师们和伙伴们那里获得的信息截然不同——他并不能胜任班级里或操场上那些重要的活动。他的父母努力地告诉他，其他孩子之所以嘲弄他，只是因为嫉妒他的聪明才干，但是这些安慰并不能有效地抵消越来越多的负面信息。约书亚常常深陷难以和同学相处的挣扎中，与同龄人缺乏积极的互动让他感到越来越受挫。

那些常被家长过分夸赞聪明的孩子可能存在相当大的社交风险。首先，他们可能发展出比同龄人优越的感觉，从而很难表现出对他人恰当的尊重和对他人不同能力的欣赏，因此而产生的傲慢态度很容易被同学觉察到。其中一些同学可能会因为这种孩子的自以为是而对其缺点指指点点。

其次，一个孩子越是反复被夸聪明，当他遇到难以攻克的任务时，就越容易迅速放弃。那时他可能认为自己并非如此聪明。许多研究表明，当孩子被夸聪明而不是被夸努力的时候，他们的自信心要更脆弱一些。心理学家卡罗尔·德威克和同事表示：

> 当孩子取得成功时，如果家长认可他们的努力付出……提醒他们重要的并非他们取得的实际成绩，而是他们的努力……这通常会强化他们的学习……也会促进孩子在遇到挫折时继续努力。

（Pomerantz，Grolnick，and Price，2005，第 264 页）

约书亚在我们诊所完成了测试，结果确实显示他非常聪明。在 WISC-V 智商测验中，他的言语理解和流体推理能力超越了

98% ～ 99% 的同龄人，然而，他的加工速度低于平均水平，差于91% 的同龄人。我们的研究提示，很多高智商 ADHD 青少年和成人倾向于在工作记忆和（或）加工速度的测试中表现欠佳，尽管他们在言语和视空间测试中能取得很好的成绩（Brown，Reichel，and Quinlan，2009，2011b）。

我对约书亚的评估明确地判断他符合 ADHD 混合型的诊断标准。在对约书亚及其父母的访谈中，我们获得了很多的实例表明约书亚在他感兴趣的任务上可以保持良好的专注力，但在他个人不太感兴趣或不能很快掌握的任务上，则难以维持注意力和保持努力。在使用布朗执行功能 / 注意力评定量表（Brown，2019）评估约书亚和他的父母、老师对他的看法时，得分都显示他存在"非常显著的问题"。这个量表主要评估的是个体完成不太感兴趣的任务时，能够维持动机和努力的执行功能。

我发现约书亚除了非常聪明且有 ADHD 之外，也遭受着慢性焦虑和一些强迫表现的困扰，这和多年前评估他的心理学家得出的结论一致。之前这位心理学家认为："他可能没有完全符合孤独症谱系障碍的诊断标准，但他表现出了很多孤独症的特质。"我对约书亚的社交功能损害有着类似的印象。我告诉他和他的父母，我认为他符合阿斯伯格综合征的诊断标准。我向他们解释了什么是阿斯伯格综合征，并建议后续的治疗不仅需要针对 ADHD 和焦虑，也需要针对阿斯伯格综合征的相关表现。

约书亚的 ADHD 损害并不明显的一个主要领域就是音乐，这也是他擅长的领域。童年时期，他就在钢琴演奏方面展现出了莫大的兴趣和快速发展的技能。在音乐方面，他对自己的能力没有夸大其词，因为他确实能在独奏会或音乐会上当众表演，而观众大多是他的同龄人或者比他年长得多的人，他们显然比他更精通钢琴演奏。他也享受练习弹奏，并在音乐老师的指导下，逐渐掌握更多的古典和爵士乐谱。

约书亚的母亲对他就读的这所小型私立学校存在的不足了然于心。她意识到这样的环境不能让约书亚获得足够的机会去发展受损的社交互动技能，但她也很清楚，如果约书亚进入一所传统公立学校或私立中学的话，可能会难以适应，毕竟他有过被同学拒绝和霸凌的痛苦经历。

经过几番打听，约书亚的母亲确定了一所特殊学校。这所学校专门招收对艺术有兴趣和天赋的学生。学校根据学生面试时在特定领域的才能表现录取入学。这所学校距离他们家有些远，但可以为路途遥远的学生提供交通服务。母亲带着约书亚参观了这所学校，看到了很多有天赋的学生，有些和他一样热衷音乐，有些则擅长舞蹈、话剧或美术。约书亚被这所学校吸引，同意准备面试以争取获得录取。

约书亚在面试中表现得非常好，还被学校的音乐专业录取。几个月后，他在那里开始了新的学习生活。不出所料，尽管在新学校里，同学们和他有着相似的兴趣爱好，但是随着开学时间的临近，约书亚开始变得越来越焦虑，他非常害怕自己不能适应那里。

在开学后的第一次治疗中，约书亚告诉了父母和我一件发生在上学路上的事情。那天，他和其他九个学生乘坐面包车前往学校，路途需要一个小时。当约书亚挤坐到面包车后排位置时，一个非洲裔的美国男孩取笑道："你又矮又胖，能挤进去吗？"约书亚冲动地回答道："哼，至少我不黑！"约书亚立刻意识到了此言不妥，赶紧道歉。此后，约书亚一直沉默不语，在剩下的长时路途中，其他学生也没有人跟他说话。

在心理治疗中接受了一些指导后，约书亚同意去找面包车上他冒犯的那个男孩。第二天上学的时候，他简单地告诉那个男孩："我为昨天说的话感到抱歉。我真的不是种族主义者，我只是因为第一天来新学校而感到非常紧张。"所幸那个男孩回应："没关系，我也记得自己第一天上学是怎样的感受。你会很快习惯我们之间的这种互相'戏弄'，这不妨碍我们可以成为朋友。"

尽管第一天的经历有些尴尬，约书亚还是渐渐地适应了新学校。他很快适应了学业课程，虽然富有挑战性，但他可以应对。社交适应对他来说更困难。老师向他的父母反映，约书亚能够完全投入到课堂之中并和其他同学进行交流，但是在一些自由松散的场合中，他仍然非常害怕和别人互动。几周以来，他避免去食堂，而是独自在校园一个偏僻的地方吃午餐。

约书亚说他经常难以理解同学们在教室外面谈论的那些话题。当周围有很多女生和一些喜欢跟女生待在一起的同性恋男孩时，他感到尤其不舒服。他说道：

> 他们经常在一起闲聊和浏览 Instagram。我不太能理解他们在说什么。就像漫画《卡尔文和霍布斯》（ *Calvin and Hobbes* ）里说的一样："虽然我们都说英语，但我们说的是不一样的语言。"

约书亚遇到的这个问题突显了阿斯伯格综合征青少年经常遭遇的一个困境，即他们与同龄人相处的时间相对较少，并且不熟悉同龄人中的流行文化和闲聊模式。他们不仅难以理解讽刺语言和非言语交流的重要性，对大多数人正在讨论或提及的话题和兴趣点通常也一点都不熟悉。约书亚说，有一天，一个女孩邀请他和她的朋友一起吃午饭。他答应了，但他不知道该说些什么："我感到害羞、害怕，以至于我看上去像是一个奇怪的外国人。"

同伴互动对塑造个人与他人的互动模式是非常重要的。朱迪思·哈里斯曾写道，父母在塑造个人社交技能方面的作用实际没有人们想象的那么强大（Harris，1998，2006）。她回顾了研究的证据，这些证据表明，同伴互动在形成社交态度和行为方面通常比父母的行为和榜样影响更大。

在新学校待了几个月后，约书亚告诉我，学校的其他孩子"并不是在所有方面都有天赋，每个人都只是在特定方面有天赋。他们实际上和普通孩子一样"。这种认知对他来说是重要的进步，这让他认识到班上的同学，包括他自己，并不是绝对优越的，他们只是在自己具备天赋并且努力的领域内表现得卓越一些。这促使他开始逐渐认识到自己本身的弱项和长处。

一周后，在我们的治疗中，约书亚自豪地说，学校选中他在一个特殊的爵士乐队中表演。他还汇报了英语课上一件让自己陷入尴尬处境的事情。当时他很轻蔑地将流行音乐描述为"商业音乐"，然而英语课上有几位学声乐的同学最关注的就是流行音乐。于是这些同学据理力争，认为他们关注的流行音乐与约书亚喜欢的爵士乐或古典音乐一样，是值得受人尊重的。不同的人在不同的领域具有优势，尊重他人的兴趣和能力，这是约书亚需要学习的一个重要方面。渐渐地，他开始了解和掌握一些早年并未学会的社交技巧。他不仅在和成年人打交道时使用这些技巧，慢慢地在和同龄伙伴打交道时也会用到它们。

除了采用个体和联合家庭心理治疗外，我们还使用药物来帮助约书亚缓解强烈的社交焦虑和 ADHD 相关的执行功能损害。这对于调理他的睡眠、缓解他上学前和放学后引起发作性呕吐的焦虑以及减轻影响他学业的 ADHD 表现是必要的。

在接受我们的治疗之前，约书亚曾尝试使用哌甲酯和胍法辛治疗 ADHD，并尝试了三种不同的选择性 5- 羟色胺再摄取抑制剂（SSRI）类药物（氟西汀、舍曲林和西酞普兰）来减轻他的焦虑并改善抑郁情绪。约书亚和家长报告说，所有这些药物都会引起他无法忍受的不良反应，他们不得不停用。

鉴于约书亚对药物的敏感性，我们决定尝试用最小剂量的甲磺酸利地美（Vyvanse）来治疗他的 ADHD，开始用 10 mg，他是能够耐受的。后来增加到 20 mg，然后增加到 30 mg，他发现很有帮助并且可以耐受。稳定下来之后，我们就尝试使用盐酸安非他酮缓释片来减轻他的焦虑并改善他的情绪。这种药物对与他关系密切的几个家族成员都很有帮助。他从每天一粒 150 mg 的剂量开始使用，事实证明这有助于减轻他的焦虑并改善他的情绪。约书亚抱怨甲磺酸利地美在下午 3 点以后会逐渐失效，于是在早晨一粒药片之外，下午 3 点以后增加了一次低剂量药片。偶尔他会出现入睡困难，便在睡前使用 1/4 剂量的氯硝西泮。

更多关于约书亚的反思

经验告诉我们，对于有阿斯伯格综合征的儿童、青少年和成人，他们许多人对药物的化学反应都非常敏感，任何药物都需要从非常小的剂量开始服用，仔细监测，并缓慢增加或调整剂量以满足他们的需要。对于包括约书亚在内的许多人来说，药物在帮助减轻焦虑和改善功能方面发挥着非常重要的作用。然而，并没有一种药物或某种药物组合对所有人都有效。

约书亚遭遇到来自伙伴的拒绝和敌意，但大部分拒绝和敌意都缘于他与伙伴的互动模式，比如他往往认为自己比同学更聪明，表现出优越感，缺乏对他人不同长处的恰当的尊重和欣赏。他的父母总是强调他很聪明，并将同龄人的批评简单归因为嫉妒，而不是某种程度上对他居高临下态度的反应，这加剧了他与伙伴之间的互动困难。

约书亚与伙伴的交往情况也因缺乏与同龄人足够的接触而恶化。与同龄人互动时的社交期望和与成年人互动以及成年人监督下同伴互动的社交期望大不相同。如果在家庭之外与同龄人的互动非常有限，那么从同伴互动中观察和学习的机会就被剥夺了。只有在与同伴的互动中，他们才能够学习理解同龄人，而这些则是在与成年人互动的过程中很难准确获得的。

特别是当孩子们进入小学后期，他们通过观察同龄人互动，以及在和年长孩子的互动过程中学习。他们会发现，成年人在场和不在场时，与伙伴们所说、所做有关的那些不成文的规则会大不相同。他们学习如何理解伙伴中不断变化的同盟和权力关系。如果一个孩子没有足够的机会在动态的伙伴互动关系中去观察、学习、阐释和分享，那么他们很可能就像一个身处在陌生文化之中的外国人一样。

约书亚虽然在早期尝试了ADHD的药物治疗，但由于没有考虑到他本身对药物的敏感性，治疗中断并导致他的功能仍然受到了损害。许多阿斯伯格综合征儿童和成人对药物反应异常敏感，这使得"微调"他们的药物变得尤为重要。阿斯伯格综合征人士通常都反馈说已经尝试过许多种不同的药物，但没有一种有帮助，而且大多数都引起了严重的不良反应。临床医生在评估中应获取个体的相关信息，包括以前使用的药物、具体剂量、效果或不良反应，以及一天中出现不良反应的大致时间。

询问一天中出现不良反应的时间有助于确定不良反应是在当天药物发挥效用期间发生的，还是在当天晚些时候药效逐渐消失时发生的。如果是后者，那么很可能是症状反弹。通过调整给药时间或在不良反应通常发生的时间之前添加小的"加强剂量"，可能就可以很容易地避免反弹效应。

约书亚在之前的学校读三年级和四年级时，持续受到同学的孤立和欺凌，尽管父母努力让学校老师和管理人员处理这些问题，但徒劳无功，于是父母给他转学。这是一次重要的帮助。在转去的私立学校，大部分教学都是一对一的，可以缓解伙伴压力。但从长远来看，并无太多裨益，因为这剥夺了约书亚与伙伴一起参加小组讨论和完成任务的机会，而只有通过这样的机会，他才能发展自己非常受限的社交技能。

经过大量的找寻，约书亚的父母终于找到了一所特殊学校，儿子参加了面试并最终被录取。那所学校是专门为对艺术感兴趣和有天赋的学生而设立的，它为约书亚提供了一个绝佳的学习机会，让他在一个可以发展自身音乐特殊才能的环境中学习，并且每天都可以与其他有共同爱好的同学交流音乐方面的兴趣。事实证明，每天一小时的通勤也是值得的。对于存在阿斯伯格综合征的学生来说，经常与可以分享共同兴趣爱好的伙伴接触是大有裨益的。

约书亚的父母帮助他的另一种方式是在他到新学校的过渡期为他提供持续的心理治疗。通常情况下他不需要每周进行一次会谈，但在他到新学校的前几个月里，每周进行一次会谈很有帮助。我可以与约书亚单独交谈，也可以与约书亚和父母一起讨论，比如讨论校车上男孩那件事，以及约书亚在到新学校的前几周因为太过焦虑而不愿与同学共进午餐的事情。每周一次的会谈持续几个月后，我们将心理治疗的频率减少为每月两次，逐渐又减少到每月一次。当然，如果有需要的话，也可以选择增加会谈频率。

（何山 译，帅澜 杨斌让 校）

3

山姆

> 我孩子有 ADHD，他在完成作业方面还可以，但经常被取笑；他也因为对其他孩子太过挑剔而给自己惹麻烦。无论我们怎么告诫他，他还是总对别人指手画脚。不管是在课堂上，还是在棒球队或篮球队的练习和比赛中，当其他孩子犯错时，他总是毫不留情地指出来。两个月后，他就要上初中了，我们真的担心他如何与别人相处。

在山姆即将进入初中开始六年级学习的两个月前，父母带他来到我们诊所咨询。山姆是个聪明的男孩，在几年前的智商测试中，他取得了高于平均水平的分数。这次就诊的两年前，山姆被诊断为ADHD。从那时起，他一直服用盐酸右哌甲酯缓释胶囊（Focalin）治疗。山姆和父母均反映，药物的作用很明显。在学校里，他的好动减少了，注意力提升了，完成课堂作业也有改善。然而，每天放学后不久，山姆会变得比不服用药物时更加多动，完成作业困难重重。父母担心药物会影响晚餐的食欲和晚上的睡眠，因此不愿在放学后给他服用更多的药物。同时他们也担心，山姆在这个年龄段过多服用药物，可能会增加青春期的酒精或毒品依赖问题。

在首次会面中，山姆的父母主要关心两个问题。一个是如何减少下午晚些时候及傍晚时分，山姆在药物作用消失后反而加剧的坐立不安和多动表现。另一个是山姆到了初中，与年长孩子相处过程中可能会遇到的社交问题，正如他之前在篮球队和棒球队的遭遇一样。他们想得到我的建议。

关于药物的问题并不难。山姆的父母并不了解"反弹"现象，这是一些使用兴奋剂治疗的儿童和成人都可能发生的问题。我解释说，如果一些人在兴奋剂起作用的过程中感觉坐立难安、非常易激惹，表现得太疲乏或太严肃，并且这些感觉或表现在药效过后有所减少，这通常意味着药量过高或者该药物对他们无效。通常的处理方法是减少剂量，如果这样做没有效果，可能需要换用另外一种药物。然而，如果坐立不安、易激惹、过于严肃或感到疲乏并非出现在药物起效期内，而是在药物作用消失后出现，那又是一个完全不同的问题。这并非提示药物剂量过高，因为这不是在药物起效期间出现的。

在药效消退后出现的坐立不安、易激惹、太严肃、缺乏自觉性或情绪迟钝，通常提示"反弹"。反弹并不代表药量过高，药量过高通常会在药物的起效阶段表现出来。反弹通常是因为药效消退太快，相当于效果"坠毁"了。如果在药效"坠毁"发生前加用小剂量的短效兴奋剂，往往可以纠正。经过仔细地微调，增加的剂量能缓解药效的突然下降，从而促使更平稳地着陆。

为了在傍晚时分完成家庭作业或其他任务时更好地保持药效，但同时避免产生明显的晚餐食欲减退和入睡困难，需要对服药时间和剂量进行非常仔细、谨慎的把控及微调。然而，对一些儿童、青少年或者成人来说，那些所谓的长效兴奋剂可能在下午早些时候就失效了。在这种情况下，下午早些时候可能需要加用更小剂量的长效兴奋剂，以防止反弹，从而更好地使药效持续到下午晚些时候和傍晚的时间段。对于山姆而言，因为他对兴奋剂的代谢速度很快，所以需要加用一次长效兴奋剂。

当我们讨论药物的时候，山姆的父母表达了对用药的担忧，尤其是每天不止一次口服药物。他们担心这样做可能让山姆在青春期更容易出现药物依赖的问题。我跟他们解释，有很好的证据表明，不接受药物治疗的 ADHD 儿童和青少年物质滥用的风险是接受药物治疗者的两倍。我告诉他们，虽然药物治疗 ADHD 无法保证儿童或青少年永远不会发展成物质依赖，但通常来说，它可以把风险降低到非 ADHD 儿童或青少年的水平（Brown，2017，第199—200页）。

山姆父母关心的第二个问题相对更难一些，即他进入初中后的社交适应问题。在那里有许多新同学，有的比他大一两岁。他们担心的是，尽管山姆在班里有几个朋友，但他似乎与大多数男生都很难融洽相处。我问山姆学校里是否有同学对他不友好，他说有时候他的两个朋友会和其他男生坐在一起吃午饭，而那些男生不喜欢自己，因此不肯让自己坐在同一张桌子旁，他们会说空座位是留给另一个人的，但实际上并没有任何人过来坐在那里，于是山姆只能和女生们坐在一起吃午饭。

山姆还讲了一件事，就是在大厅里，一个男生走到他身边，轻声说："你真聪明！我好崇拜你！"转而他又走开并说道："你是个失败者！"我问山姆他是否知道其他同学为什么对他如此刻薄，他说不清楚，有可能是因为在课堂上他回答问题更好，所以被嫉妒的缘故。

第一次咨询没有足够的时间来充分探讨社交问题。我让山姆和他父母努力回想更多关于他与其他孩子相处困难的实例，以便下次咨询时，我们可以尝试更好地了解这些困难是什么，以及山姆如何更好地应对这些困难。我也请山姆的母亲与他的老师谈一谈，看看老师在山姆和同学之间观察到些什么。

在第二次咨询前，山姆的母亲转发了老师回复她的电子邮件。邮件这样写道：

> 山姆是一个非常聪明的男孩。他刻苦努力，尽力遵守所有规则。但在课堂上，他倾向于非黑即白，有强烈的观点。他常常直言不讳地批评其他孩子的错误答案或讨论观点。他经常自诩读过许多书。当他看见谁不遵守课堂纪律时，会毫不犹豫地向我打小报告。有时候，他的同学会讨厌这些行为。

在我们第二次咨询中，山姆描述了这一周里发生的一件事情。他说当时有三个男生肩并肩走向他，当走近他的时候，他们都"意外"地撞到了他，把他手里的书撞飞了，书本散落一地。当这三个男生走开时，其中一人说"你总是拿太多书了"。山姆讲述这件事情的时候很愤怒，当时大厅里挤满了其他学生，但没有一个人停下来帮他捡东西。他说他不知道为什么那些男生要这样对待他，也不明白为什么没有人帮助他。

在这次咨询中，山姆的父亲第一次听说了这件事。山姆告诉过他的母亲，但他并没有告诉父亲。母亲含糊其辞，对之前没有把这事告诉父亲感到抱歉。山姆表示他不知道为什么这些男生要撞向他，父亲听闻后说道：

> 对于你刚才说的大厅意外事件，我有两个感受。我的第一反应是很气愤，他们竟然如此对你，同时你竟然没有告诉我。第二反应是，对于这些男生不喜欢你、针对你、挤对你，我并不认为是件令人费解的事情。
>
> 我告诉过你很多次你在篮球队、棒球队训练或比赛时的所作所为。当别人出错时，你太急于指出他们的错误，太急于告

诉他们应该怎样做。我才是你们的教练！你不是教练！

　　即使你知道他们的动作可以如何改善，指出或纠正这些队友的错误也不是你的任务。我告诉过你许多次，你却屡教不改。为什么你就是不明白，这让我很费解。如果在学校你也是这样，那么就很容易理解为什么其他男生会讨厌你。这在中学将成为一个很大的问题。

山姆开始哭泣，并对父亲说："我真的无法理解我这样做有什么不对。我只是想努力帮助其他人。"在这一点上，很明显，山姆真的不能理解父亲尝试教导他的那些与队友互动的方式。他知道父亲很生气，但是无法理解为什么他努力想去帮助别人却会惹恼他们，也同样惹恼了父亲。

这个时候，我对山姆说需要单独与父母聊聊。我请他在休息室等候，并保证很快就会邀请他加入我们的讨论。然后，我对山姆的父母说，综合老师对他与同伴相处的评价、最近在学校大厅发生的事情，以及父亲描述的他在棒球队和篮球队里存在的问题，很明显，山姆除了之前诊断的ADHD以外，还有其他问题。我告诉他父母，山姆同时也符合阿斯伯格综合征的诊断标准，然后简要地解释了阿斯伯格综合征是什么。

听了我关于阿斯伯格综合征的描述后，山姆的母亲告诉我，就在昨天，她和丈夫跟山姆的老师谈过，因为山姆在最近的几次历史和数学测验中都没有通过。她把老师的评论总结如下：

　　对于在学期初始遇到的一些困难，山姆现在已经做得好多了，比如管理自己的日常物品、课前准备和完成家庭作业等，都明显进步了。但有时候他难以整合所学的知识。他能够理解具体的部分，比如"概念A""概念B""概念C"，但需要把它们整合在一起时，他做不到。我们也意识到，虽然他很聪明，但他很难把知识碎片整合在一起并理解它们是如何相互关联的。目前看来，他倾向于理解字面意思，或理解得过于死板，难以看到更广阔的全貌以及具体细节是如何组成全貌的。对于这个年龄的孩子而言，这也是常见的，但是山姆在很多方面确实又非常聪明，这个现象令人困惑。

山姆的父亲回应道：

> 昨天见过老师后，我一直在思考。我意识到，在棒球队和篮球队教山姆的时候，也遇到过同样的问题。在他这个年龄段，他确实属于非常出色的运动员，击球击得好，投篮也很优秀。但他常常在比赛中不能理解策略，无法理解如何调整自己的移动以适应变化，其他大部分孩子会更容易地掌握这一点。

山姆的母亲觉得丈夫在运动方面对山姆过于严厉。虽然她同意运动对山姆有好处，以及当山姆表现不错时丈夫也能对此感到欣慰和自豪，但是她觉得丈夫经常给孩子施压，比如每次篮球比赛时都要求山姆至少拿到 6 分。最近一次比赛，碰到了一个很有实力的球队，当队友失误导致对方球队领先后，山姆特别激动。于是，父亲将山姆罚下场，要求他坐在长凳上。然而，山姆离开体育馆，穿过学校过道，在大厅里来回地全速奔跑。他告诉父母，他不得不那样做来平息自己的怒火。看到山姆在比赛中因为他人的失误而让自己如此心烦意乱，母亲感到很担忧。

父母对于有 ADHD 和（或）阿斯伯格综合征的孩子应该如何应对困难，经常会持有不同的观点。一方会经常向另一方强调，他们的孩子需要学习如何更恰当地服从规则和符合他人预期，这样才能够最终"成功"适应社会。同时，另一方则可能立场有所不同，尤其在看到孩子因为被老师、家人或同伴经常纠错而倍感压力和深受伤害时，可能会强调："他已经饱受大家的批评了，老师、朋友、其他家人以及我们总在纠正他。你不认为至少在家里我们对他耐心一点是有好处的吗？"这往往导致父母的两极分化，采取更极端的立场。我们同意专门为父母额外增加一次咨询，帮助他们厘清双方因这些频繁发生的问题而产生的矛盾感受。

与此同时，我们让山姆回到房间，向他解释我们现在能够理解他的困惑了，即他确实难以分辨何时是向其他同学或队友提出建议的恰当时机，而何时不太合适。我们同意下次咨询时可以通过角色扮演的练习，尝试寻找出其他孩子如何以及为何对他不友好。

在接下来的咨询中，山姆讲述了最近几周他在棒球队里的成功表现。"在最近四场比赛中，每场我至少击中了一球。爸爸教会了我改变身体摆动的方法，它奏效了。"很明显，山姆的运动技能不止一次地提升了他的自尊心。他很有运动天赋，多年来父亲花费了很多时间帮助山姆发展和提高他的球技。由于山姆对团队的成绩有突出贡献，即使偶尔与队友起点小摩擦，他也得到了团队的大力支持。山姆告诉父母和我，他正在尝试停止直言不讳地指出队友们的错误。对于这一点，父母予以了赞许。

当我们讨论山姆的运动表现时，他对父亲说："你知道吗？当我在比赛中表现出色时，你从来不称赞我，这让我真的很苦恼。其他孩子打得好或者击中的时候，你总会称赞他们，但是你从来不会这样对我。"父亲回应道："你可能是对的。我小心翼翼地回避这样做，是因为担心别人误会我作为教练偏袒自己的儿子，也许有时候反而走向了另一个极端，我会注意的。"山姆父亲面对儿子的批评做出了正面回应，这很好地示范了如何面对批评而不做过度防御，这对山姆帮助很大。

在之后的咨询中，我问山姆他刚上初中时的生活如何。他说五年级时认识的几个学生取笑他，但是他成功地采用咨询师教给他的方法和建议处理好了：

> 我告诉咨询师，去年我认识的几个五年级的学生给我制造
> 麻烦。他告诉我不用对所有的伤害和愤怒予以回应，只需要看
> 着他们的眼睛说"随便吧……"，然后平静地走开。从那以后，
> 他们真的没那样了。他告诉我，如果我对所有的伤害和愤怒予以
> 回应，会导致他们给我制造更多麻烦，我觉得他是对的。另一件
> 对我有帮助的事情是，我和去年夏天在棒球队里认识的几个同学
> 共进午餐了，他们对我很友好！这比五年级时的午餐时光好很多。

山姆的咨询师给他的建议很明智，也很有帮助，这与伊丽莎
白·劳格森在《交友科学》（*Science of Making Friends*）里提到的建
议是一致的。她注意到，在如何应对嘲笑方面，许多父母给儿童或
青少年提供了相反的建议，他们往往建议只是走开，或者忽视那个
人，或者告知成人——所有这些方式都可能招致更多的嘲弄。劳格
森指出：

> 研究表明，当面对嘲弄时，有社交经验的青少年和成人只
> 需简单地表现出嘲弄者说的话并没有使他们感觉到烦恼，并且
> 给人拙劣或愚蠢的印象……他们会用简短的语言回击来表示他
> 们的蔑视，他们可能会说"随便你怎么说"或者"是啊，还有
> 吗？"或者"你指的是？"或者"我应该介意吗？"或者"那
> 样很有趣吗？"或者"好吧……"

> （Laugeson，2013，第250—251页）

针对劳格森书中所描述的原则和策略，我与山姆及其父母进行
了多次咨询和讨论，之后山姆在与初中同学及棒球队和篮球队队员
的交往上取得了很大进步，同时运动方面也在稳步提升并取得佳绩，
我们便逐渐减少了治疗。他开始邀请朋友到家里做客，或者一起去

现场观看体育比赛。那些朋友也经常邀请他。逐渐地，山姆发展出与同伴成功相处的适宜方法。

山姆的 ADHD 损害持续影响他的学业。我们继续与他的儿科医生合作，对他的药物治疗进行监测及调整，他的成绩从 C、D、F 逐渐提高到大多数为 A、B 和 C。最后，他进入高中，功能变得越来越好，我们停止了定期咨询，同意只在"有需要时"进行咨询。几年后，我很开心收到山姆母亲的来信，信里这样写道：

> 我们已经很久没去找您看病了，我想告诉您山姆最新的情况。山姆现在读大三了，参加了这学期的留学计划项目。大一那年可能是转折最大的一年，每门课程要求都不一样。他很幸运地被安排到了有相同兴趣的、友好的学生宿舍中。这些年，他们宿舍的这群孩子们常常一起生活、学习。
>
> 从那时起，他的学习成绩继续提升，上一学期他还上了院长光荣榜！除了课程以外，他还在游戏公司做实习生，帮助制作游戏视频。他非常兴奋！
>
> 过去的两个夏天，他作为顾问在营地待了 6 周，教孩子比赛，在与年轻人以及工作人员相处的过程中提高了社交技能。除此之外，他们还让他担任其他角色，我相信他深受员工们的尊重。
>
> 很难知道未来的日子会怎样，但是我们感觉山姆在往好的方向前进。我们感激您曾经给予我们和山姆的所有帮助，是您的帮助让我们和山姆为他踏上现在的人生旅程做好了充足的准备。

更多关于山姆的反思

山姆的故事说明，一些有阿斯伯格综合征和 ADHD 的孩子经过恰当引导、药物治疗，以及学校和家庭微环境的支持，是可以进步的。对山姆而言，一个非常重要的因素是他有很好的运动能力，父亲鼓励他参加篮球和棒球竞技比赛。许多 ADHD 和阿斯伯格综合征孩子缺乏像山姆那样的运动能力。对他们而言，因为没有技能或兴趣参与团队体育项目，他们不恰当的表现会引来其他队友的怨恨和骚扰，因此参加竞技体育可能使他们非常受挫与羞愧。

那些很少能够或者很少有兴趣参与团队体育的人，从个人运动上可能受益更多，比如网球、摔跤、武术、游泳；也可以参加其他形式的团队活动，如机器人项目、科学竞赛、出校报或排演音乐节目。

对于山姆，特别是当他学会如何避免过于挑剔或居高临下，进而减少对他人的挑衅时，他参与团队运动大体让人满意。此外，山姆的父亲在当教练的过程中特别敏感，避免让人误会其偏袒自己的儿子，这进一步避免了因此招致的同伴嫉妒。

自从山姆及其父母认识到如何识别反弹现象，以及如何向医生提供详细信息，以便于医生根据其用药时间和对不同剂量药物的反应及时调整用药，山姆对药物治疗坚持得很好。对于 ADHD 儿童家长及 ADHD 青少年和成人，让他们了解治疗 ADHD 药物的真实信息很重要，这样他们可以给医生提供特定药物剂量下的治疗反应以及服药时间的相关信息。虽然一些医生和护士熟知 ADHD 的药物治疗，但许多医生对药物治疗的个体化"微调"技能训练不足。有时有必要找个专家，但实际上，如果能给医生提供药物治疗的详细信息，包括该治疗剂量维持有效的时间、药物带来的益处，不同时间段如早上、下午和晚上的不良反应，那么开处方的医生往往能改善药物治疗的策略。［ADHD 药物微调策略的信息参见我编写的《跳出框架：重新思考儿童和成人中的 ADD/ADHD——实用指南》（*Outside the Box：Rethinking ADD/ADHD：A Practical Guide*）（Brown，2017）。］

（刘娟　译，杨斌让　帅澜　校）

4

贝拉

我读到过关于阿斯伯格综合征的资料，我觉得我就有这个综合征。我不喜欢班里所有的同学，我认为他们自命不凡并且粗鲁，而他们认为我是另一个世界的，当然我的确如此。我喜欢把自己孤立起来，阅读、写故事、唱歌、玩游戏或者弹吉他。我曾经能取得很好的成绩，但是这一年，我没有做多少功课。下一年，我就要进入高中了。

贝拉是一个八年级的 13 岁女孩。她第一次跟母亲来我这里咨询的时候，抱着一个大大的毛绒动物玩具。当我问她为什么来找我时，她毫不犹豫地说道：

我逃避学习，因为我觉得永远无法完成。在过去几个月里，我每门功课的作业都堆积如山。我曾经能取得很好的成绩，但是这一年，我没有做多少功课。我感觉到窒息。下一年，我就要进入高中了。

在此次咨询的 3 年前，也就是她 10 岁时，一名经验丰富的儿童精神科医生评估贝拉时发现，她是一个"聪明且有天赋的女孩，但是在执行功能方面存在显著困难，并满足 ADHD 诊断标准"。她开始服用治疗 ADHD 的药物，但帮助不大，随后停了药，也未再尝试其他治疗 ADHD 的药物。

两年后，贝拉的母亲找到一位有经验的儿童心理学家对贝拉进行评估，发现贝拉很频繁地对母亲发怒、生气。在初步评估的总结里，心理学家写道：

> 贝拉的母亲提到，过去一年，贝拉更加喜怒无常，脾气也越来越暴躁。她压力很大，几乎每天都要对母亲大喊大叫，生闷气，哭闹，并且焦躁不安。在这种情形下，她会说"生活的意义是什么？""我想要杀了我自己"，然而她从来没有过自伤、暴力或者攻击行为。她一直孤立自己，不想参加课外活动或音乐课，只想待在家里玩电脑。

这位医生没有发现贝拉存在 ADHD 的证据，而是诊断贝拉存在广泛性焦虑障碍，并对她进行了抗焦虑的药物治疗。与此同时，贝拉进入了初中，每天有七位不同的老师上课。她的沮丧和易激惹情绪持续存在，加上成绩下降，她感觉要被压垮了。

在那次评估后一年，贝拉和母亲找到我咨询。首次交谈中，贝拉讲述了自己成绩下降的事情，以及她在越来越多来不及完成的功课作业下要窒息的感觉，她清晰又夸张的表达方式让我印象深刻。她抱着硕大的毛绒动物玩具，用不祥的语气说道"下一年，我就要进入高中了"，这也同样令我印象深刻。她抱着的大型毛绒玩具和说到要进入高中时的语气值得我们注意。那时，她紧抱的毛绒玩具似乎象征着她还没有准备好，并且害怕从初中升入高中。

许多青少年热切盼望着从初中升入高中，迎接更有趣的青春期生活。然而，对于许多人来说，那样的转变令人胆怯。因为从下一年开始，他们将从学校里最年长的学生转变成新学校里年龄最小的学生，和比自己大1～4岁的学生生活在同一屋檐下。那些年长的学生身体上更成熟，其中一部分人还有了驾驶证。

我问贝拉，她不在学校的时候怎么寻找乐趣。她说自己热爱阅读，喜欢写故事、写歌，她也会花很多时间玩《我的世界》（*Minecraft*）和其他电子游戏，有些游戏需要为不同人物创造角色。她也提到自己在学校没有什么朋友："我不喜欢那些孩子，他们自命不凡、粗鲁，并且嘲笑我。"当我问她认为同学如何评价自己时，她回应"愚蠢""内向""总在另一个世界""不合群"。

我让贝拉描述一下自己，她说道："我常常逃避现实。玩电脑可以让我没那么大压力。我的情绪会吓着我自己，有很多情绪我也不明白，我很害怕。"

那一刻给我的印象是，贝拉感觉自己比同学更出色，因此选择把自己孤立起来。实际上，她似乎有明显的社交焦虑，过分担心他人如何评价自己。在学校，除了必须参加的场合外，她避免跟同学接触；另外，她更喜欢在大量阅读和电子游戏的角色扮演中逃避现实。

随后，我要求贝拉的母亲请每位老师对贝拉与同学相处的情况写一个简短的评语。以下是他们的反馈：

> 贝拉和同学很少互动。在课堂上，她专注于自己感兴趣的事情……有时，我发现她在做笔记和阅读。在课堂讨论环节，她可能会参与并聚焦于要讨论的话题，但也有可能会问一些与话题无关的问题……她似乎想到什么就说什么，而不管别人的

感受。在公共场合，她似乎缺少一个过滤器……她的同学已经接受了贝拉古怪的、有些不同寻常的个性。

另外一位老师反馈说：

> 贝拉能够抓住法语的微妙及细节之处，这个能力让人眼前一亮。她对细节的耐心及关注度超出了她的年龄。有时她跟不上进度，对功课失去兴趣……她总是在自己面前放本书，她与其他同学的互动似乎很有限。其他同学对她似乎也比较谨慎。她坚持自己的常规，并且让这个常规显而易见。

还有一位老师描述"贝拉不与其他同学互动"：

> 当贝拉被安排到小组后，她把自己的桌子从其他同学那里移开，读自己的书。她不参与任何一对一的会话或者小组会话活动。在课堂上，贝拉会故意大叫导致大家分神，有时是为了哗众取宠，有时则是为了引起其他同学不一样的反应。

老师们的反馈大同小异，都强调了贝拉与同学之间缺乏互动，同时与之相矛盾的是她所展现出的学业优势。

贝拉是独生子女，和母亲相依为命，母亲自己做点小生意。自出生以来，贝拉就没有和父亲接触过。她的父母从未结婚，父亲与她们也没有任何联系。

在初次咨询中，贝拉母亲说，她很担心贝拉每天花太多时间上网，通常来说，她每天玩电子游戏的时间至少有 4 小时。母亲注意到贝拉在感觉处理方面存在问题，比如对特定种类的光、声音和气味过于敏感。母亲还说道，贝拉不喜欢被触摸，对疼痛耐受性低，对于不熟悉的人，她常常避开与他们的社交互动。这样的敏感性在孤独症或者阿斯伯格综合征的儿童或成人中比较常见。

贝拉认可母亲观察到的所有这些情况，但她极力反对母亲说她没有朋友。贝拉回答："在学校里，我确实是没有朋友，但在网络上我有 4 个亲密朋友。我爱他们！在认识这几个朋友前，我不知道自己是怎么活下来的。我可以和他们深入交流！"很明显，那个时候，只有在网络中，贝拉才能感受到与同龄人之间的社交互动是舒服的，这些人她不大可能面对面见到。

虽然贝拉在目前的社交和学习中存在困难，但她也有令人印象深刻的表现。整个评估过程中，贝拉与我的谈话是非常开放和清晰的，她努力完成评估和能力测验。在第 5 版的儿童韦氏智力测试中，她的语言理解能力超过 99% 的同龄人。在 IQ 测试的其他领域，虽然她得分偏低，但仍在平均范围内；在加工速度上，她的得分低于 77% 的同龄人。在她这个年龄，只有 2% 的儿童会在语言理解能力和加工速度上存在如此大的差异。

在学业成绩水平测验中，贝拉的阅读成绩在第 99 百分位，数学和书面表达在第 93 百分位。其中，一项书面表达测试要求贝拉就她最喜欢的游戏和为什么喜欢这个游戏给出三个理由，并写一段短文。以下是贝拉回答这个问题的开头部分：

> 想象一个有无限可能的宇宙，它只受你想象力的限制。在那里，除了你的选择外，没有任何规则，没有任何预定目标。那个我可能的朋友是《我的世界》。热带草原上点缀着灌木丛和金合欢，高原穿过云层，多样的风景尽收眼底。

对于一个只有 13 岁的学生而言，尤其在不到 10 分钟的时间内，在没有准备的情况下写出这些语句，让人印象深刻。然而，在我们开始咨询的那个时候，贝拉很少能在课堂上写出如此前后一致的书面作业。

在来我这里咨询的两年前，贝拉被诊断为 ADHD。为了评估她目前 ADHD 损害的水平，我对她进行了布朗执行功能 / 注意力评定量表（Brown Executive Function/Attention Rating Scale）的评定，我也要求她的母亲和几个老师填写这份量表。贝拉、她母亲和所有老师填写的量表全部提示她具有存在 ADHD 相关执行功能损害的高度可能性。

为评估贝拉在社交互动上的优势和困难，我使用了社交反应量表（SRS-2）。这个量表有 65 个条目，考查个体以适宜的社交方式与他人互动和回应他人的能力。评估时将反应与相应年龄和性别的标准进行比较。这个工具会显示社交功能缺陷情况，其范围可以从中重度的孤独症谱系障碍，到轻度影响日常与伙伴或成人互动的损害。

SRS-2 的一些条目考查个体识别、正确解释、回应社交线索的程度，比如"即使试图表现出礼貌，在社交场合也感觉很尴尬"，"被别人利用时，察觉不到"。其他条目考查刻板行为或狭隘兴趣，比如"压力下表现出看似奇怪的、僵化的行为模式"，"一旦开始想什么事情，就停不下来"。附加条目是询问语言缺陷的，比如"理解谈话的字面意思，但不明白真实含义"。

贝拉和母亲填写 SRS-2 的结果明显表明，贝拉存在社交反应上的困难，这强烈地支持我从临床访谈以及老师们的报告中得出的印象。除之前诊断的 ADHD 和焦虑问题，贝拉也同样满足 DSM-Ⅳ 对阿斯伯格综合征的诊断标准。她 SRS-2 总分所处的范围在测试手册中是这样描述的："社交功能缺陷具有临床意义，严重干扰日常社交互动。此类分数与孤独症谱系障碍的临床诊断高度相关。"

初期咨询快结束的时候，在我给出诊断之前，贝拉递给我一张纸条，这是她为期待我们的下次会面所写的，内容如下：

关于我在学校挣扎的一些原因（而非借口）：

ADHD：即使我服用药物，我仍有可能打瞌睡、分心和拖延。我无能为力，这是我要一直与之共存的。有时我会突然被叫起来回答一个我根本没听到的问题，这确实让我感到羞愧，并引发我的另一个问题——极其严重的焦虑（医学诊断）。打有记忆起，它就在折磨我。当有很多事情要做的时候，我会感到害怕并躲藏起来。我之所以拖延，是因为逻辑告诉我要这样做，这样我就不用面对堆积如山的功课使我不堪重负的现实情况。

　　信不信由你，但我真的在乎。我不愚蠢，也并非不聪明（不是其他人认为的那样）。是的，我拖延，但这不是因为我懒惰，而更多的是因为我存在的问题还没有被充分解决。我想请求额外的帮助。我需要一个真实的人坐在那里，帮我解决这些特殊问题，尤其是数学。然而，我担心如果我请了家教，最终我的拖延会惹怒他们，导致不欢而散。谢谢您。

　　　　　　　　　　　　　　　　一个善意但（目前）糟糕的学生

　　对于贝拉的纸条，我表示感谢，并告诉她，她当然不是一个懒惰或愚蠢的学生，我看得到，她真的在乎她的学业。我也同意，她的 ADHD 并没有得到充分的治疗，我们需要微调她的药物，使其更有效。我也承认，她有慢性焦虑，并且我认为她的焦虑在八年级时尤其严重，当时她想努力做好上高中的准备。她点头表示同意。

　　关于这一点，我告诉她，我认为可能还有一个原因导致她准备上高中时特别紧张——我问她是否听说过阿斯伯格综合征。她开怀大笑地说道："是的，我听说过！我认为我就是！"然后我们讨论了阿斯伯格综合征是什么。我提示她，虽然她在很多方面都很聪明，但她显然不知道如何与其他同龄人或者年龄更大的高中生以舒适的方式相处。恰当的相处方式可以让她结交朋友和保持友谊，同时避免被过分地取笑或嘲弄。我认为，她难以理解与其他孩子的社交互动，这加剧了她对进入高中的焦虑。贝拉、她的母亲和我达成一致，共同制订一个计划来帮助她。

治疗计划的一部分是一系列治疗咨询，贝拉和我进行角色扮演，情境是她所能回忆起的过去或最近她与同学和老师互动的情况。我们找出了她在这些情境中可以选择的反应方式，同时确定哪一个对她是最有帮助的，哪些是最可能让人产生误会的。我们也用角色反串来进行其他场景下的角色扮演，她扮演其他学生，我表演她，并用她之前处理这些情况的方式来呈现。在这些情境下，贝拉似乎很快明白了为什么其他人在与她的互动中会感觉到沮丧。

我们治疗计划的另一部分是调整贝拉之前服用的抗焦虑药物，同时重新开始服用治疗 ADHD 的药物。在她之前看过的精神科医师的帮助下，我们很快制定了治疗 ADHD 的用药剂量方案。贝拉发现这套方案对改善她的 ADHD 表现非常有效，包括在学校的时候，以及下午晚些时候她需要做家庭作业和学习时。她对甲磺酸利地美（Vyvanse）的反应不好，服用阿得拉缓释剂（Adderall-XR）要好很多。阿得拉缓释剂是一种缓释兴奋剂，在它开始作用的两个阶段，都有一个更快上升的曲线。

有些人对平缓释放的甲磺酸利地美反应好，而有些人对阿得拉反应更好，它们成分相似，但是释放系统不同。对贝拉而言，阿得拉缓释剂在放学之前不久就失效了，所以她需要额外增加"加强剂量"的阿得拉（并非缓释）来延长下午晚些时候或者傍晚时的药效。

另一项支持措施是，在剩下这一学期，母亲请了一名家教，每周来家里给贝拉上两次课。

我们计划的第三个部分是，与她即将进入高中的工作人员合作，为她的过渡提前制订计划。她很早就参观了即将要去的那所高中，在那里她有引导老师，也有机会与指导她的顾问见面。顾问和其他工作人员与贝拉、她母亲和我一起，给贝拉制定了个体化教育计划，包括给她延长测验和考试的时间，每天有一节小组课，接受特教老师的帮助，同时每周与她的指导顾问进行一次一对一的咨询指导。

通过这些支持措施，贝拉取得了快速而持久的进步。她以 A 和 B 的优良成绩通过了八年级的全部考试。她第一学期的高中生活也以历史、法语、音乐全 A，科学和社会研究 B，几何 C 的成绩收官。她还活跃在学校的管弦乐队和戏剧社团里。在那里，她开始与有音乐及戏剧共同爱好的同学发展友谊。

贝拉是一个同时符合阿斯伯格综合征、社交焦虑障碍和 ADHD 诊断标准，准备过渡到高中并且存在严重困难的例子。恰当的支持让她成功过渡到高中。她不仅仅在学业方面，还在社交方面开始茁壮成长。在她高中三年级的第一学期末，她获得了好成绩，除物理为 C 以外，其他科目全 A；同时，在全国的 PSAT 考试中，阅读和写作排在第 98 百分位，数学排在第 66 百分位，总分排在第 91 百分位。

更多关于贝拉的反思

贝拉是一位明显符合 ADHD 和阿斯伯格综合征诊断，也完全符合社交焦虑障碍诊断标准的女孩。社交焦虑障碍与广泛性焦虑障碍不同，后者是担心许多不同的事情，前者简单来说是以严重地过度担心他人如何看待和评价自己为特征。通常情况下，社交焦虑障碍的特点是回避一些会被他人不友好评价的场合，即使在这些场合里的全都是陌生人。某些阿斯伯格综合征的个体有明显的社交焦虑，而有些则没有。

迄今为止，关于阿斯伯格综合征女孩的研究并不多，有一些女性在自传中清晰地描述了她们在阿斯伯格综合征下成长的经历。其中一本是辛西娅·金的《书呆子、羞怯和社交不当》（*Nerdy, Shy, and Social Inappropriate*）（Kim，2015），本书在第一章中曾引用。她提到，直到 40 岁，她才知道自己有阿斯伯格综合征，她的婚姻很幸福，自己是一位成功的小型企业主，同时也是一位有一个女儿的骄傲的妈妈。她从一个广播讨论中了解到阿斯伯格综合征，在听的过程中，她意识到节目中讲述的内容跟自己的一些方面很吻合。虽然她成功了，但从孩童时代开始，相关方面的问题就一直困扰着她：

> 我是个书生气十足的书呆子，也是喜欢空手道、了解太多无关事实的古怪少年。我一直很安静，太过害羞，因而不敢在课堂上大声说话，不敢追求男生，也不敢参加聚会。我就是那个有奇怪朋友、有奇怪习惯的孩子……我可以把被欺负的屈辱记忆写下来……我默默承受了霸凌者给予的一切，不告诉任何人……［然后］有一天，邻居一个刻薄的女孩对我说了一些难听的话，我回击了她恶毒的话……此后在没有更好的应对策略的情况下，我转而欺凌其他孩子。
>
> （Kim，2015，第 18、26、29 页）

金提出阿斯伯格综合征女孩与男孩的表现不同，甚至女孩之间也是有差异的。她指出，阿斯伯格综合征的女孩比男孩更害羞，不太容易表现出来。然而，女孩在与同龄人的互动中，往往更有控制欲。她还认为，阿斯伯格综合征的女孩往往更愿意去模仿可接受的社交行为，那样她们与其他同龄人的差异就会更少被注意到。然而，她也意识到，她们缺乏对社交期望的真正理解，常导致被社交孤立，由此引起的霸凌更容易被老师和家长注意到。当他们被安排在有能力和有天赋的学生班级时，她发现那里有更多跟自己相似的同学，跟她们在一起比在普通班级里更舒服。贝拉进入高中时有类似的经历，她在音乐和戏剧活动中有更多的机会，可以和有相同兴趣的学生交往。在对阿斯伯格综合征和 ADHD 个体进行评估和治疗时，识别他们的优势和困难，同时尽力帮助他们找到与他人交往时发挥优势的方法是非常重要的。

贝拉生活中一个重要的问题是，她从来没有和父亲建立起联系，几乎没有关于他的任何消息。在初次与贝拉及其母亲交谈时，我询问了她父亲的情况。贝拉解释说，她一直被告知，她的父亲在母亲怀孕不久、她出生之前就去世了。直到我们开始第一次治疗咨询的前几天，贝拉才从母亲那里得知，她的父亲并没有死。在她出生前，父亲抛弃了母亲，从那以后就一直没有联系。

当我们在办公室里讨论这件事情时，贝拉问母亲，是否有办法可以联系到父亲，以便多了解一些他的情况。在我的鼓励下，母亲同意尽力去联系居住在1000多英里以外的祖父母。不久后，母亲直接和父亲通了电话，并告诉贝拉，父亲很高兴听到贝拉的事情，对抛弃她们感到内疚，并且他很乐意和贝拉进行电话交谈。

在接下来的访谈中，贝拉开心地告诉我，在过去一周里，她跟父亲通过电话交谈很愉快，她希望很快能和母亲一起去拜访父亲以及祖父母。在我们开始给贝拉治疗的几个月后，她们实施了那场旅行。旅行结束后，贝拉说她在见到父亲和爷爷奶奶前很紧张，但是当她和母亲真正见到他们的时候，父亲和爷爷奶奶很快让她感到舒服，不再紧张。她说："他现在真的很好，我很开心最后能认识他。我想与他保持联系，但这并不能改变事实，那就是他曾经离开了我们，并且直到母亲主动找他，他才和我们取得联系。"在贝拉的治疗过程中，关于这件事，以及与之相关的事情，即母亲为何一直坚称父亲去世，我们都进行了详细的讨论。

（刘娟　译，杨斌让　帅澜　校）

5

杰里米

关于如何应对正在上十年级的高智商儿子，我和丈夫无法达成一致。他有 ADHD，有好多天都没有去上学了。他总说头痛或胃痛，他爸爸就让他待在家里，然而他并不是真的病了。他没有朋友，不去上学是为了逃避作业，逃避那些取笑他的同学。他整天就是看书或者玩电子游戏。我的丈夫没有工作，他待在家里，而我不得不一早出门去上班，这是我们唯一的收入。我能怎么办呢？

在八年级那一年，接近 2 月底的时候，13 岁的杰里米和他的母亲找我进行了首次咨询。他有点瘦，但是对于他的年龄来说个子很高。他把头发扎成马尾辫。杰里米的母亲解释说老师们一直认为她的儿子非常聪明，但在集中注意力、遵循指令和做作业方面极其差劲。杰里米说他知道自己有 ADHD，但无法控制它。

为了评估他目前的 ADHD 严重程度，我按照布朗执行功能／注意力评定量表的条目询问了杰里米和他的母亲。他们的回答几乎完全相同，杰里米在 6 项功能上均存在明显的困难：激活、集中、努力、情绪、记忆和行为。他们俩还提供了许多令人信服的具体例子来证实 ADHD 的诊断。对于杰里米符合 ADHD 诊断标准这一点，我们达成了一致，之后他的母亲更直接地讲述了他眼前在学校里所面临的困难。

她非常担心，因为自圣诞节假期结束以后，杰里米在学校基本上处于"罢工"状态。现在，在课堂的大部分时间里，他不做作业、不参加讨论，而是看一些老师没有布置的书籍，或低着头趴在桌子上，仿佛在睡觉。前两个月，他几乎没有完成任何课堂作业和家庭作业。她还说，最近几个月，杰里米在家里除了每天在电子游戏中泡很多个小时外，几乎什么事儿都不做。

当我问杰里米为什么"罢工"时，他愤怒地回答：

> 这完全是因为老师和特殊教育工作人员！他们说我很聪明，但却像对待弱智一样对我！我不会尊重他们，不会做他们想让我做的事情，除非他们改变做事的方式并尊重我。

对于他所抱怨的事情，我让他举个例子。杰里米说因为第一学期很多作业没有完成，所以他成为班上少数几个明显受到特殊教育老师监控和"帮助"的学生之一。他抱怨道：

> 她一直在我的桌子前检查我的作业，而且总是提醒我应该做什么。这太丢人了。从圣诞节假期结束之后就这样了，因为他们希望我进步并准备好秋季开始上高中。但这行不通！我现在不需要特殊教育帮助，我也不会在高中接受它，不管他们做什么。

这时候，我告诉杰里米，我看不出他目前的"罢工"策略可以帮到他。我提醒他，是大人在掌管世界，而不是孩子。我告诉他，如果坚持罢工，他很快就会得到更加密集的特殊教育，还可能被转到专门教育严重问题孩子的特殊学校。我问他是否能够发现一些可以改变的地方，以帮助他改善在校状况。

杰里米低下头开始哭泣。"我没用了……这有什么意义呢？我将一事无成。"我告诉他，我认为他是一个非常聪明的男孩，并非没有用，但如果想要事情有所转变的话，他确实需要做出一些重要的改变。我建议他立刻停止罢工，并在每一天尽最大努力去完成他的课堂作业和家庭工作。我告诉他，如果他可以这样坚持一整周，我会要求停止下一周的特殊教育服务；如果他在接下来的一周还能继续这样表现，他可以在之后的一周免除特殊教育服务，依此类推，直到本学期结束。我承诺，如果他在本学期剩下的几周时间内能够表现得像个认真的学生，我会建议在高中阶段免除对他的特殊教育服务，只要他能持续好好表现。

为了支持这个计划，我建议杰里米从现在开始，每周做一次心理治疗并持续一段时间，这样我们可以一起讨论学校和其他任何看起来很重要的事情。我也告诉他，我会和他、他的父母以及医生一起努力寻找一个新的药物治疗方案，这可能有助于改善他的 ADHD 损害、焦虑以及无望的抑郁感。杰里米试图和我讨价还价，说他希望立即停止特殊教育服务。我告诉他这是不可能的，为了得到他想要的，他需要首先表明他在停止罢工，然后继续做好他的分内之事。

我很确定，即使杰里米能够停止罢工并在本学期剩下的 3 个月内有效学习，他仍有其他重要的潜在问题需要解决。在罢工之前的很长一段时间，他在学校的困难就已经很明显了。他已经尝试了一些治疗 ADHD 的药物，但都因为不良反应而停药。

在第一次见面之前，杰里米的母亲给我寄了一份 4 年前的学校报告副本，当时杰里米刚结束四年级。他的班级老师这样写道：

杰里米仍然难以维持足够长时间的注意力来听完整节课、参与讨论、开始和完成作业，很难利用小组和一对一教学的优势。因此，杰里米无法应用他所拥有的许多学业优势……他在上学期间分心很明显，很难坐在座位上……他不停地阅读并经常在他的作业上画一些精美的涂鸦，带有细节很棒的小型战斗场景……他想象力非常丰富，喜欢沉浸在书本世界里……他的阅读速度惊人，即便对他加以要求，也很难放慢速度……他是一个聪明可爱、温柔的男孩子，在今年完成了很多事情。

在四年级老师给出报告之后不久，杰里米的儿科医生对他进行了评估，诊断他有 ADHD，开了甲磺酸利地美（Vyvanse）和盐酸右哌甲酯缓释胶囊（Focalin），两种药的剂量相当高，也并未做调整。杰里米无法忍受两种药的副作用，所以停药了。然后他服用了低剂量的舍曲林，一种轻微减轻焦虑的选择性 5- 羟色胺再摄取抑制剂（SSRI）类药物，但这对他的 ADHD 损害没有任何作用。很明显，他对药物的躯体反应很敏感，我认为这使他难以服用充足剂量的药物。

从杰里米与母亲和我的互动方式上，以及他无法看到罢工对他来说完全适得其反这一点，我强烈怀疑他同时有阿斯伯格综合征。我使用了第 2 版社交反应量表（SRS-2），证实了我的怀疑。杰里米存在相当严重的社交知觉和社交沟通损害的表现，这与"孤独症谱系障碍的临床诊断高度相关"。杰里米、他母亲和我讨论了他所表现出的阿斯伯格综合征的症状，以及这些症状是如何使他与同学、老师以及家人的相处变得复杂、难以处理的。杰里米对此做出了相当积极的回应。他说："知道这个情况实际上是有帮助的。我知道我的问题不只是普通的 ADHD。"

从早先与杰里米母亲的谈话中，我了解到他们的家庭中还有一些其他复杂的问题。杰里米的母亲是一个公司经理，非常聪明且受过良好教育，拥有工商管理硕士（MBA）学位。在她年轻的时候，嫁给了一个她觉得很有吸引力的男人，尽管这个男人由于 ADHD 和相关学习问题，无法完成大学二年级的学习。有几年他一直从事保险销售，但因为过度饮酒而失去了那份工作，此后饮酒情况更加严重。大约两年前他戒了酒，但在我介入之前他已经有好几年都没有工作了。他现在是一个照顾两个孩子的全职父亲，但几乎没有为寻找任何稳定的工作做些什么。

这对夫妇曾尝试过婚姻治疗，但丈夫最终拒绝继续。杰里米的母亲告诉我，他们的婚姻让她非常沮丧，但她不想离婚，因为杰里米和妹妹很依恋父亲，也因为有他照顾两个孩子，她才可以全职工作，养家糊口。她还提到说她丈夫有一个双胞胎哥哥在成年早期经历了"精神崩溃"，被诊断为精神分裂症；那个哥哥目前住在为精神障碍人士设置的集体家庭中。杰里米的母亲私下告诉我，她丈夫经常表现得喜怒无常。她怀疑她的丈夫抑郁了，而且"可能存在某种精神障碍"。

杰里米接受了我的建议并结束了他的罢工行为，他非常痛恨的特殊教育支持也被取消了，他的父母和我都很高兴。在接下来的几周里，他持续进步。重新使用甲磺酸利地美（Vyvanse）似乎对他有帮助，从最开始的 10 mg 逐渐加到有效剂量 40 mg，并在放学后使用 10 mg 的短效右旋安非他命（Dexedrine）作为加强剂量以帮助他完成家庭作业，他都可以耐受。杰里米也很好地利用了我们的心理治疗。每次治疗有一半时间他的母亲也会参与，有时也有他的父亲；治疗的另一半时间他单独和我交谈。

由于杰里米在学期的最后几个月取得了重大进步，学校同意他在没有任何特殊教育支持下进入高中，不过学校也规定，在需要的时候，可以在学年期间随时给他安排这种支持。9 月，杰里米开始了高一课程的学习；第二周他要求进入更高水平的数学班级，因为他被分配到的那个班级的数学学习对他来讲太容易了。他被安排到了数学水平更高的班级。第一学季他的成绩大多是 B，只有一个 C。他也开始和几个朋友交往，每周玩一次《龙与地下城》的游戏。

第一学季结束后不久，杰里米的母亲得到了一个可怕的消息。她的乳腺发现了一个肿块。肿瘤活检提示癌症 2 期。她立即开始了化疗，每周治疗后她都感到非常不舒服，但她仍然继续工作，只是工作时间缩短了。她告诉丈夫和孩子们这件事情之后，她的丈夫和杰里米都变得沮丧并远离她，而女儿很焦虑并且越来越黏着母亲。母亲一周又一周地接受化疗，每次化疗后的一两天都会感到疲惫不堪，然后恢复一些体力，恢复不到一周又再次开始感觉筋疲力尽。她开始掉头发，戴了假发。第二个疗程后，医生最终决定她需要双侧乳腺切除。

手术后，杰里米的母亲出现了并发症，需要额外的手术。并发症让她很虚弱，也延长了她术后的恢复时间。在家的几个星期里，她大部分时间都躺在床上，父亲和两个孩子都全力支持她。她回去工作后，她的丈夫开始说他有很大的睡眠问题。他让我跟他的医生谈谈，看看能否给他开一些药物来帮助他解决睡眠问题和改善抑郁情绪。我和他的医生谈了，医生欣然同意，开了抗抑郁药，这有助于改善他的睡眠问题。

母亲回到工作岗位后不久，杰里米开始用头痛或胃痛等各种含糊不清的抱怨来逃避上学。他的母亲要求丈夫在杰里米病情明显不严重的时候，支持和鼓励他每天去上学。他同意了。但事实上，虽然母亲坚持说杰里米需要正常去上学，父亲却经常允许他旷课。杰里米的母亲越来越担心他的出勤，对她的丈夫也越来越生气，因为他没有支持杰里米去上学。杰里米以强烈担心父亲作为回应，并愤怒地告诉母亲:"你总是生他的气,你在伤害他。"

在这个阶段的治疗中,我们讨论了他对母亲的担心和他对癌症是否复发的疑虑。他还谈到了对父亲和他自己更大的担忧。他描述了他父亲似乎越来越抑郁,他担心父亲可能会再次酗酒。

杰里米还谈到了他是如何担心自己的,因为他偶尔会听到脑子里有声音,其中一些声音相当悲观,而其他声音则更令人鼓舞。他说他知道声音在他自己的脑海里,而不是来自外界,但他担心他可能会像父亲的哥哥那样精神错乱。

在询问了有关声音的更多细节后,我向杰里米保证,我非常确定他不会像他的伯父那样有严重的精神问题。我还告诉他我们会安排他服用小剂量的利培酮,一种有助于消除声音的抗精神病药物,同时我们一起努力帮助他应对母亲的健康问题以及父亲日益严重的抑郁所带来的压力。我还鼓励他在常规上课和完成作业方面继续进步。

与此同时,杰里米母亲的病情恶化。她需要住院再次手术,之后的一个月她慢慢恢复,无法工作。在此期间,杰里米几乎没有缺勤,并且他的大部分成绩都提高了。他还非常专注地照顾父亲给他买的两只宠物雪貂。他花了大量时间照顾雪貂并陪它们玩耍,其余时间将它们关在笼子里,以防止它们啃咬家具和伤害其他家庭成员。

几周后,杰里米声称他的雪貂需要其他雪貂的更多陪伴。母亲强调他们无法养更多雪貂,因为房屋租赁合同约定不能有宠物。她担心如果房东发现了雪貂,他们可能受经济处罚或可能被赶出去。几个星期后他的母亲回去上班了,他的父亲屈服于杰里米的要求,带他去雪貂店里看雪貂。他们又买了三只雪貂回来了。

杰里米的母亲下班回家,看到了新的雪貂后暴怒。她觉得丈夫背叛了她,违背了她的意愿,并无视她对房东问题的恐惧。杰里米坚持认为必须留下所有雪貂："它们是我的孩子。"他威胁说，如果母亲把它们赶走，他会离家出走或自杀。他的父亲试图向妻子保证五只雪貂不会比两只雪貂带来更大的问题，并且这对杰里米是有好处的。

几天之内事情就清楚了：养五只雪貂对一个家庭来说太多了。它们在屋子里跑来跑去，啃家具、撕枕头。它们还用锋利的牙齿咬家人的脚。而且，它们的粪便让整个房子充满异味。母亲威胁说，如果不送走这三只新雪貂，她要搬出去和朋友住，直到它们被送走。杰里米发了很长时间的脾气，威胁他们，但有一天，在杰里米上学的时候，父亲将它们还给了卖家，他勉强接受了雪貂被送走并且不会回来的事实。

几次治疗中，杰里米都在抱怨他失去了三只雪貂，之后他问我关于强迫症的问题，这是我们之前没有讨论过的。他告诉我，很多年来，他必须以对称的方式排列物品，做一些大多数人不需要做的事情。他需要排列盘子里的食物，这样食物就不会相互碰到；他还说他必须把稍微有些歪的照片都摆直。他尽量避免踩到瓷砖地板的边线，并且走路时被迫以相同的方式摆动每只手臂。他还说，放下没写完的句子不管，或在没组装完之前就收起拼图，这些对他来说都很困难。

杰里米告诉我，他的外祖母被诊断有强迫症，并持续终生。我把这看作是不那么明显的恐惧的一部分：他害怕患上伯父那样的精神问题，也许还害怕像他父亲一样无法读完大学或找一份工作。

我注意到他担心从其他家人那里遗传到疾病。他承认强迫症目前不是大问题，他更担心像父亲的哥哥那样不能完成大学学业、就业或独立生活。但他指出，利培酮似乎有助于他摆脱脑海里听到的声音。我告诉他声音预计会继续消失，并且如果他的强迫症开始变成大问题，我们也一定可以找到一个治疗它的方法。但是，我强调他目前的首要问题是保持稳定的学校出勤和参与课堂学习，并投入大量精力完成课堂作业和家庭作业，尽管他会面临很多家庭压力。在这学期剩下的时间里，他做得相当好。

那个春季学期结束后不久，我准备从东海岸搬到西海岸。我计划搬家后通过远程医疗对一些个体继续进行治疗，但我觉得杰里米和他的家人需要在附近找一名治疗师，这样他们可以继续面对面治疗。我们安排为他开药的儿童精神科医生继续管理他的药物治疗。我们也同意，杰里米的父母找当地的治疗师继续对杰里米和他们自己进行治疗，我会通过每周在线咨询的方式与他们保持几个月的联系。在两个月内，新的治疗师介入，我对杰里米及其家人的工作终止。一年后，我很高兴地听到杰里米的母亲和治疗师说，虽然仍持续存在一些困难，但杰里米及其家人的情况都极大地改善了，他成功地完成了高中的第二个学年。

更多关于杰里米的反思

杰里米的案例说明，对于存在情绪和行为问题的个体，不能仅仅将其作为个体考虑，还需要将其作为家庭成员进行考虑，这一点很重要。家庭往往对每个成员都有着重大的、潜在的、复杂的影响，因为他们彼此相互回应，并且对各自和共同的日常生活环境做出反应。在《看不见的忠诚》（*Invisible Loyalties*）一书中，鲍斯泽门伊－纳吉和斯帕克斯（Boszormenyi-Nagy and Sparks，1973）精彩地描述了看似简单的个人问题是如何经常反映出家庭成员之间的愧疚感、无意识的责任感等这个复杂且未被意识到的动力系统的。

杰里米在到校和日常完成作业方面经常存在困难，这些问题以多种方式影响着他的父母和妹妹。这让他的父母很担心，也经常让妹妹感到沮丧，妹妹有时觉得是哥哥导致了父母之间本已脆弱的关系更不稳定。同时，当杰里米跟母亲对抗的时候，妹妹得到了母亲越来越多的积极关注。女儿更符合期望，这一点让母亲很欣慰。杰里米的妹妹一直以来对母亲表现出关爱和亲近；相反，杰里米经常反抗他的母亲，并且带有明显的敌意。

我与杰里米的交谈清楚地表明他非常担心父亲，尤其是当他无意中听到母亲因为父亲未能坚持要求他按时上学而沮丧和愤怒时。杰里米反复希望待在家里而不去上学，似乎并不仅仅是希望避免与取笑甚至欺负他的那些同学的消极互动。他留在家里不去上学也让他能够为父亲提供支持和陪伴。杰里米认为父亲是脆弱的，而且有些不堪一击，尤其是当他被妻子怒斥的时候。杰里米有时会流露出一些担忧，不仅是担心父亲可能会继续酗酒，还担心他可能会在成年人生活的其他方面丧失能力，就像他的哥哥一样。

杰里米担心会出现与他的伯父相似的问题，这是一个"与认同斗争"的例子，也就是其中一个家庭成员会一直担心自己出现另一位家庭成员身上所存在的明显损害，并一直有意和（或）无意地与其进行斗争。当这些恐惧很明显时，讨论这些恐惧可能是有帮助的，但同样重要的是，帮助有这种顾虑的家庭成员认识到，即使有血缘关系的亲属存在特定的损害，也并不意味着同样的问题会不可避免地发生在其他家庭成员身上，无论他们的亲属关系多么密切。

杰里米倾向于认为相对于父亲来说，他的母亲非常坚强，几乎坚不可摧，直到她被诊断出癌症。在母亲与癌症的长期斗争中，杰里米偶尔流露出对她的健康和医疗问题的担忧，但这种担忧往往不足以让他减少因母亲对他施加限制以及她经常批评父亲和生气所产生的抱怨。他对母亲的评论"你在毁了他"说明他强烈地感受到了父亲的脆弱。

杰里米的父亲非常有帮助的一项行动是他决定归还那三只雪貂，尽管杰里米强烈要求留下。那时杰里米的母亲非常沮丧，以至于她威胁要到其他地方生活，直到送走雪貂。父亲归还雪貂的做法给了妻子支持，避免了母亲搬走可能带来的四个家庭成员的复杂问题。值得注意的是，杰里米似乎感觉到了这一点，因为他不再为失去三只雪貂而抗议。要看到那些看似不参与或者有问题的家庭成员有时也会找到建设性的方法来缓解家庭问题，这一点很重要。

（吴赵敏　译，杨斌让　刘璐　校）

6

贾斯廷

　　2 年前，初中学业让我的孙子苦苦挣扎。每当老师指出他作业中的错误，即使是很小的错误，或建议他在论文中添加细节描述，他就开始哭泣并走出教室，不愿意讨论这个事情。他从不制造麻烦，但他极度害羞并远离其他孩子。他数学很好，但在任何长篇阅读或写作的作业上困难重重。在特殊教育老师、咨询师和处方药物的帮助下，他现在已经以 A 或者 B 的成绩完成了高一课程的学习，也交了几个朋友。

贾斯廷的父亲和奶奶带他来咨询的时候，他在上六年级，即中学第一年刚开始（译者注：美国的学制并非单一模式，文中贾斯廷所在学校应为"五-三-四"制）。他们解释称贾斯廷的母亲无法前来，因为在贾斯廷 3 岁时她就中风（脑卒中）导致了身体残疾。贾斯廷的父亲上过一些大学的课程，现在是一名建筑工人；他也是残疾妻子和孩子的第一监护人。

贾斯廷的父亲和奶奶来咨询的原因，是他们担心贾斯廷在中学里适应困难。他经常被同学们欺负和孤立，在遵守学校要求方面有困难，并时不时会"崩溃"。这种时候，他会打自己、哭喊、用头不断地撞桌子或砖墙，然后离开教室。这些问题大多发生在学校，很少发生在家里。贾斯廷的父亲和奶奶都担心他可能会被安排在一个独立的特殊教育课堂，与其他大部分学生分开。

我让贾斯廷告诉我他在学校里经历的事情。他说，他在学校经常被人欺负、孤立，或者被拒绝："从一年级开始，同学们就忽视我，他们表现得好像我根本就不在那里一样。现在在中学，我在课堂上会时不时觉得非常沮丧。这一切正变得更糟。"他告诉我，在学校之外他没有朋友。他说，在家里，他喜欢在 Xbox 上玩游戏，尤其是《我的世界》，他也喜欢和父母一起看电视。

在首次咨询之前的几个月，贾斯廷已经被儿科医生确诊为ADHD。他的父亲和奶奶都反对采用医生建议的中枢兴奋剂治疗。取而代之，他们去看了一位自然疗法医生，医生给他开了各种饮食补充剂。一位有经验的语音 / 语言专家也对他进行了评估，结果发现，贾斯廷有社交语用沟通障碍，虽然她也在报告中指出"ADHD是导致贾斯廷遇到困难的主要因素，尤其是他无法与他人交往，并且无法采用与年龄相适应的方式满足社交需求"。

贾斯廷的父亲和奶奶称他们并不满意目前的诊断；他们还提到，最近顺势疗法的医生告诉他们，饮食补充剂的效果似乎并不显著。他建议他们来找我，重新考虑诊断，并考虑使用处方药的可能性。

我问他的父亲和奶奶，学校是如何考虑贾斯廷的问题的。他们说针对贾斯廷有一个个性化教育计划，并且安排了特教老师，以支持和帮助他及另外一位被确认需要特殊教育服务的学生。负责该学校的儿童精神科医生已经对贾斯廷进行评估，并认定他有严重的ADHD 以及焦虑和抑郁问题。

在完成我的评定量表和一些后续的讨论后，我向贾斯廷的父亲和奶奶解释，贾斯廷明显表现出 ADHD 的损害，但是他还有一些其他的社交问题，需要进一步探讨。同时，我建议试用胍法辛控释片，这是一种被批准用于治疗 ADHD 的非中枢兴奋剂，通常有助于减少过度的烦躁、情绪失调和冲动行为。他们同意开始试用该药物并继续进行进一步评估。他们还要求贾斯廷的老师每周给他们发送贾斯廷的课堂表现以及他与同学们互动的记录。第一周以每天 1 mg 的最小剂量起始，没有发现明显的药物副作用，此后我们逐渐将胍法辛控释片增加到每天 3 mg 的治疗剂量。

贾斯廷老师的报告显示，他完成作业的情况仍然不稳定。听到这些，他的奶奶提出，在大部分的日子里，她可以在放学后把贾斯廷接到她家，给他一点零食，然后鼓励他去做功课，跟她待一段时间，然后再把他送回到他父母那里。贾斯廷和他的父母欣然接受这个计划。很快，这个计划就取得了成功。它能帮助贾斯廷每天完成作业，同时给了他与奶奶愉快相处的时间。

在接下来的几个星期里，贾斯廷报告说药物似乎可以帮助他在学校里更加平静。老师的电子邮件表明，贾斯廷似乎在课堂上更坐得住了，学习效率更高了。他们仍然能看到他常常因为一些很小的挫折而心烦意乱，例如：安排好的活动有变化；在其他学生因为好的行为得到认可时感到嫉妒；过分担心自己的作业能否得到一个好成绩；在他无法迅速解答一道数学题时会惊慌失措地说"我怎么那么笨！"，然后走出教室。从学校的报告中可以看出，贾斯廷的老师和支持人员在帮助他应对这些挫折时相当有耐心并且有经验。他们还安排了 BCBA（认证行为分析师）行为顾问对贾斯廷的课堂行为进行了几天的分段观察。同时，除了服用胍法辛控释片，我们还每日增加了小剂量的哌甲酯，以帮助贾斯廷维持注意力和做作业。

我使用 SRS-2 从贾斯廷、老师、父母和奶奶那里收集有关他社交功能的信息。这些条目询问了个体识别、正确解读和回应社交线索的能力，例如"在社交方面表现怪异，即使他/她觉得自己很礼貌"和"不知道他人在占自己便宜"。其他的一些条目询问了刻板行为或兴趣狭窄方面的情况，例如"有压力时，表现出看起来怪异的、僵化的行为模式"和"开始想一件事情时，无法停止下来"。还有一些语言缺陷相关的条目，例如"只能理解字面上的意思而不能理解其真正的意思"。

贾斯廷的老师和家人的量表评分表明，他们认为贾斯廷的"社交功能缺陷具有临床意义，对日常社交互动产生实质性干扰"。该量表的常模数据显示，贾斯廷的报告分数"与孤独症谱系障碍的临床诊断高度相关"。

在告知家长这些数据时，我强调贾斯廷并没有被描述为典型的孤独症，而是一个在理解他人、与他人（尤其是他的同学）互动方面比大多数同龄人存在更多问题的聪明的男孩儿。我解释道，我们使用术语"阿斯伯格综合征"来描述那些存在这些困难，但拥有平均或高于平均智商的个体。我还强调，有了耐心和持续的支持，贾斯廷的社交理解和互动能力很可能会显著提高。

大约在这个时候，学校的心理医生为贾斯廷三年一次的评估安排了第 5 版韦氏儿童智力量表（WISC-V）测验。结果表明，贾斯廷的言语理解得分高于平均水平，强于 86% 的同龄人；他的知觉推理得分强于 88% 的同龄人。他的工作记忆指数得分在第 58 百分位，但他的加工速度得分非常低，低于 91% 的同龄人。这种强大的言语理解和知觉推理得分伴随着相对较弱的工作记忆和（或）加工速度的模式，常见于智商处于或高于平均水平的 ADHD 个体（Brown，Reichel and Quinlan，2011b）。

在针对贾斯廷个体化教育计划三年一度的审查中，学校对该智商测试和其他评估结果进行了展示和讨论。在那次会议上，学校还展示了 BCBA 行为分析师对贾斯廷课堂观察的结果。她确定了 4 项目标行为：①大声喊叫，跑题；②拒绝作业；③自伤行为（例如用活页夹或拳头打自己的脑袋）；④在受挫时撕毁试卷。她还准备了行为干预计划，以帮助贾斯廷减少这些长期存在的问题行为。

BCBA 计划为教师提供了指导，帮助他们强化贾斯廷的努力以改变目标行为。它还提供了一份每日报告卡，在贾斯廷功能正常的情况下，在每天不同时间段进行评分，而不聚焦于目标行为。每天去奶奶家的时候，贾斯廷都会把这些报告带给奶奶；然后把它们带回家，这样他的父母也可以表扬他的进步。在几个月内，药物、行为干预计划以及奶奶和父母的联合强化努力帮助贾斯廷显著减少了这四种问题行为。这种成功极大地提升了他的自尊心。他已经痛苦地意识到这些行为是不适当的，同时让他自豪的是，在升入七年级之前这些行为显著减少了。

除了行为改善，在适应了每天例行到奶奶家里完成家庭作业之后，贾斯廷的课堂作业和家庭作业也有相当大的进步。他在整个七年级的成绩足以让他有资格登上荣誉榜，并且在整个七年级他持续保持了这种成功的模式。

在此期间，我继续每隔几周与贾斯廷会面一次，包括进行个体心理治疗，以及他、他父亲和奶奶一起参加的联合治疗。在其中一次个体治疗中，贾斯廷问我是否可以谈论学校和家庭之外的其他事情。我说"当然"，并问他希望谈什么话题。他提到，在学校他们看了一个关于孩子们"快速生长期"的电影。我告诉他，我觉得讨论这个话题是一个很好的事情，并问他电影说了些什么。他说："只是关于身体在快速生长期如何变化，以及婴儿怎么来的，这些我们都已经知道了。"

我问他认为这门课还应该包括哪些内容。他腼腆地嘟囔道："我已经开始我的快速生长期了。"我问他发现了哪些身体生长迹象。他说他正在长一些阴毛，声音变得有点低沉。我谈了一下这些变化如何在某些孩子身上来得早一些，而在其他孩子身上要晚一些。我还问他这个课程是否提到过梦遗或自慰。他问我那是什么意思。我简要地解释了梦遗和自慰之后，贾斯廷说：

> 他们都不说那些事情，太尴尬了！没有人谈论这些，除了我听到体育课上的几个男孩取笑一个孩子，说他每晚都是如何自慰的。这是什么意思？听起来又坏又恶心！

我把贾斯廷的"又坏又恶心"的评论当作是他在询问我是否对手淫也有同样的感觉。我同时意识到，因为他跟同伴们的社交互动比较少，很可能他没有接触太多那些通常发生在青少年早期同伴互动中的关于性和手淫的互相嘲讽和取笑，而来合理化这些经历。

我直接告诉他我并不觉得手淫是坏的或者恶心的。我解释道，大部分人在青少年早期以及其他时间都享受手淫，因为它感觉很好，并没有什么伤害。我解释说，一个人并不一定要自慰，但也不需要回避它。我强调这通常是私密进行的，虽然有时候人们也喜欢和其他人一起做。贾斯廷随后告诉我他通常喜欢手淫，尤其是因为他手淫时有射精体验。他说他很高兴听到这并不是什么大事。然后他转换到另一话题，虽然在后续的咨询中，他会时不时主动谈到有关性方面的顾虑。

在八年级的第二学期，贾斯廷在行为控制和完成学业方面持续取得进步。这种情况也不是持续不变的；偶尔他会重复原来的行为，但通常是短暂的，并且频率大大减少。

在第二学期期中的时候，所有八年级学生的家长都收到了通知书，要求他们选择来年想让孩子去当地两所高中的哪一所上学。其中一所是普通高中，教授传统科目，为学生上大学做准备。另一所是职业技术学校，学校提供了种类繁多的技术专业课程，如木工、印刷、汽车维修、管道工和电工。在四年的高中学习中，技术学校的学生会花一半的时间学习理论课程，另外的一半时间用于学习他们所选专业的有关内容和实践技能。两所学校在为学生提供的条件方面都享有盛誉。

贾斯廷的两个老师向他以及他的父亲和奶奶建议，对贾斯廷来讲，最好的选择是技术学校。贾斯廷感到挫败，因为他认为老师们的意思是他不太可能会成功地准备好去上大学，这并非没有理由。他告诉父亲和奶奶，他的大部分朋友都准备去普通高中。他告诉他们，他对技术学校里面的任何专业都不感兴趣，虽然他仍然有一些问题需要解决，但他不希望去技术学校。他想为上大学做准备。在跟其他几个老师以及我谈过之后，贾斯廷的父亲和奶奶决定支持贾斯廷在来年进入普通高中的计划。

在整个初中期间与贾斯廷合作过的社工和几位老师，都大力支持他进入普通高中的计划。其中一个提醒他说，在最近的标准学业测试中，他的阅读和书面表达成绩高于平均水平，数学成绩稳定在平均范围内，比许多其他打算上普通高中的学生要好。这位社工写道，贾斯廷"自中学生涯开始以来，在冲动控制方面取得了很大的进步，并且他的学业在一些支持下也取得了成功。观察表明，他在使用积极的行为模式，并以积极的态度与同龄人相处"。

在临近上高中的日子里，贾斯廷非常焦虑，但他很好地适应了更大的学校和更高要求的课程。他每天在学习中心度过一段时间，在那里他在组织和监督家庭作业方面得到了额外的支持。他在第一个学季的成绩除代数外都是 A 或 B。第一学季他的代数测验不及格，这是由于他在完成作业方面有困难，并且他的老师不是很有经验，也不能很好地解释一些新的概念。家人为他请了一位数学家教。在家教的帮助下，他在期中考试取得优异成绩。

在高一的第二学期，贾斯廷有几个星期比较困难，他没有完成作业，似乎有些沮丧。他还拒绝参加体育课要求的游泳考试，尽管他实际上是一名合格的游泳运动员。起初，他的奶奶和父亲认为这种沮丧的情绪和拒绝作业与我们两周前药物剂量略有增加有关。

当我与贾斯廷交谈时，我问他过去几周发生了什么。最初，他说："没什么特别的。"但我又问了一次，并且跟他说我认为一定有什么原因导致最近情况变得如此困难。然后他低下头，静静地哭了起来。之后他告诉我，他的爷爷被诊断出患有癌症。他担心爷爷马上就要死了，并且担心如果发生这种情况，他几乎每天都去看望的奶奶可能不久后也会过世。

那是我第一次听说他的爷爷患有癌症。当着贾斯廷的面，我给奶奶打了电话。她解释说贾斯廷一定是无意中听到了她和他父亲的谈话。他们原本决定在爷爷下周接受手术之前不告诉贾斯廷关于癌症的事情；在手术切除肿瘤出结果之前，他们不想让贾斯廷因此感到不安。我打开电话扬声器，这样她就可以直接向贾斯廷解释情况。

那次谈话之后，贾斯廷和我讨论了他对祖父母的担心，以及他认识到这两个人对他生活的重要性。我们还讨论了不确定性，我们无法知道手术是否可以保护他的爷爷，让他活得更久，或者肿瘤是否会恶化，让他病得越来越重，很快死去。我强调了在这种困难时期家人互相帮助的重要性。我帮助他写了一封电子邮件发给他的爷爷，说他听到癌症的消息有多难过，他非常希望爷爷早日康复，并会为此祈祷。

幸运的是，手术很成功，贾斯廷的爷爷也康复了。这段经历为贾斯廷提供了一个宝贵的机会，让他可以向家人表达他深厚但很少为人所知的爱。在这次经历之后，贾斯廷恢复到了可以完成学校作业的状态，并且一直如此。他还征求了父母的同意，让他参加滑雪课程，这是他第一次愿意参加一项运动。在那个学年剩下的时间里，他的成绩一直名列前茅。

学年结束时，贾斯廷与我交谈时说，他对社交互动的变化感到满意。他说："这一年，同学不像以前那样无视我了。我的名声越来越好，我偶尔也会和其他几个孩子交谈。"我告诉贾斯廷、他的父亲和奶奶，他在学业和社交方面的进步给我留下了深刻的印象。自从我们在他六年级开始治疗以来，他已经走了很长一段路。

在高一之后的夏天，贾斯廷在一个日间营地成功地担任了培训顾问，之前他曾经作为露营者参加过两次。作为一群年轻的日间露营者的助理领导，他做得很好。之后，他继续在当地基督教青年会担任年轻参与者的初级领袖，持续了一整年。贾斯廷经常收到日间营地和基督教青年会项目领导人的称赞，说他与较小年龄的儿童合作得很好。

在整个高二学年，贾斯廷的成绩几乎都是 A 或 B。那年年末，他开始谈论他是如何对州内可以去学习工程学的一些大学产生兴趣的。那时，他参加了几门计算机辅助设计（CAD）课程，发现自己喜欢这份工作并且做得很好。这与他在智商测试中知觉推理指数上的表现完全一致，他的得分高于全国常模中 88% 的同龄人。

那个夏天，贾斯廷、他的父亲和奶奶参观了他们州内的几所大学。贾斯廷称他非常喜欢那个很大的州立大学，据报道这个大学有一个非常好的工程项目。他还说，如果他能在高中剩下的时间里继续留在荣誉榜上，他将能够获得全额奖学金进入那所大学。在撰写本文时，贾斯廷正在读高三，这期间他继续在学业和社交方面取得进步。

更多关于贾斯廷的反思

从六年级一直到高中，贾斯廷在社交和学业上取得了令人瞩目的进步，其中一个非常重要的因素是来自于他奶奶的非常积极而持续的支持。几年来，她每天放学后接上贾斯廷，并带他回家待上几个小时。在那里，她和贾斯廷一边吃下午茶一边进行长时间的交谈。他们会讨论学校一天里发生的事情以及他与老师和同学们的交往，同时还帮助他组织和完成家庭作业。这一点至关重要，因为贾斯廷残疾的母亲在身体和情感上都无法提供这种支持，而他的父亲直到晚餐时间才下班回家。

贾斯廷的父亲并非不参与。他定期与奶奶沟通，并同她一起参加与教师和学校管理人员举行的各种会议。他还努力结识贾斯廷的每一位老师，并对与儿子一起回顾他带回家的所有论文和 BCBA 制定的使用了两年的每日报告卡表现出极大的兴趣。他还安排与贾斯廷和他的奶奶一起来参加他们与我的大部分咨询会谈。

贾斯廷的另一个重要支持是他在初中和高中的教师团队、社会工作者、BCBA 以及学校心理辅导老师。这支杰出的教育工作者团队始终对贾斯廷表现出浓厚的兴趣并给予支持。他们合作提供个体化的支持，尤其是在最初几个月，那时候他经常心烦意乱，并离开课堂。在这种时候，他们允许他直接去找辅导员、社会工作者或学校心理辅导老师中任何一个可以和他简短会面的人，帮助确定导致他崩溃的问题，并帮助他冷静下来，这样他就可以回去继续上课，而不至于过多耽误课程。他们还经常给他的奶奶和父亲发送电子邮件，不仅让他们知道发生了令人不安的事件，也会向他们汇报一些重大的进步。BCBA 顾问为这支教育者团队提供了很大帮助，使他们更加了解贾斯廷在学校的问题行为，然后制定策略，以供学校工作人员使用来提高他的应对技巧，同时减少问题行为。BCBA 是指认证行为分析师，通常拥有教育学或者心理学硕士学位。他们经过密集的课程学习，了解如何观察特定场景下（如教室或操场）的行为，确定导致问题行为的原因，再设计具体行为干预来增加适当行为并减少问题行为。BCBA 经常与孤独症谱系障碍的儿童或青少年合作，帮助教师和（或）家长制定并利用更有效的干预措施来改善个人的应对策略。

由 BCBA 设计干预措施来协助负责贾斯廷的学校工作人员的一个例子是开发了"每日报告卡"，这个报告卡确定了 4 个特定的积极行为来代替他以前的 4 种问题行为，如当他写错时就撕毁试卷，或者当他心烦意乱时就用他的 3 孔活页夹打自己的头。这份每日报告卡（DRC）的一个重要特点是它重点记录对积极应对策略的使用，而不是关注消极行为。

DRC 的另一个作用是记录学校里一天 4 个不同时段的行为。如果贾斯廷在当天早些时候搞砸了，没有使用规定的应对技巧，它不会破坏他一整天的报告；他还可以在其他时间通过适当的行为获得积极的积分。然后，贾斯廷将每张每日报告卡带回家，展示给父母和奶奶看，他们会认可并奖励进步，并且不会针对他没有遵循所建议的策略而大发牢骚。

贾斯廷的行为干预也得到了药物的支持。尽管父亲和奶奶最初对药物是抗拒的，但他们愿意尝试我推荐给儿科医生的药物。最初胍法辛控释片每天 1 mg 的最小剂量仅起到很小的作用，但当我们逐渐增加剂量时，只增加到每天 3 mg 就变得非常有效。后来我们添加了非常小剂量的哌甲酯（利他林）。胍法辛控释片通常可有效减少烦躁和情绪失调，但在提高注意力和维持努力方面通常不那么有效。

胍法辛控释片和兴奋剂的组合在很多 ADHD 和阿斯伯格综合征个体身上通常有相当好的效果，但缓慢用药和加量非常重要。许多有 ADHD 和阿斯伯格综合征的人对化学反应非常敏感——更大的剂量或快速增加剂量通常并不会有更好的效果。

贾斯廷的故事里包含了一个很好的例子，即存在 ADHD 和（或）阿斯伯格综合征的刚踏入青春期的青少年如何与性相关的冲突感受做斗争。通常他们对自己和他人的性发育感到好奇，大多数同龄人也是如此。然而，由于同时存在这两种综合征的人往往很少跟同龄人谈论性方面的话题，而且成年人很少在理解性问题方面提供太多帮助，因此他们往往对同龄人实际上是如何体验和理解自身以及他人性相关事情的知之甚少。

这些青少年大多数会对他们的性兴趣和经历保持沉默。我的经验是，当父母或顾问提供有关此类问题的信息时，这些个体通常会非常感激。有两本书可能有助于咨询师或父母查阅并可提供给这些青少年。一本是莎拉·阿特伍德写的《理解性》（*Making Sense of Sex*）（Sarah Attwood，2008），它简单易懂、图文并茂。另一本专为有阿斯伯格综合征的青少年或成年人所写的有用书籍是伊莎贝尔·埃诺的《阿斯伯格综合征和性——从青春期到成年期》（*Asperger's Syndrome and Sexuality*：*From Adolescence through Adulthood*；Hénault，2006），它提供了一个关于性的结构化的教育计划。

对贾斯廷未来可能性的一个重要影响是他在八年级时做出的决定。"他是该进入职业技术高中，还是提供大学预备课程的普通高中？"告诉贾斯廷应该选择上职业高中的两位老师对他不是很了解，对他的长处也不是很熟悉，他们只是认为贾斯廷学一门手艺比学习大学预备课程更容易。对于一些学生来说，涵盖更多技术和职业导向的课程当然是非常恰当也更适合的，但这不是贾斯廷的能力和雄心所在。对于贾斯廷，他们的建议是令人丧失信心的，也是没有根据的。

幸运的是，学校里其他更熟悉贾斯廷优势的工作人员鼓励他追随自己对大学预备课程的兴趣，并帮助他了解到自己目前表现出的学习能力和班上许多其他准备上普通高中的学生一样强。对于像贾斯廷这样的学生和他们的家庭，得到真实的反馈用于指导他们的计划是非常重要的。如果给他们不切实际的希望，这很可能会导致失败。但对他们来说，获得鼓励也很重要，这将培养他们的希望和抱负，使他们为自己能力范围内的理想而切实地奋斗。

另外一个值得注意的事件是贾斯廷无意中听到他奶奶谈论他爷爷患有癌症和即将手术时的反应。这种情况下，许多孩子会针对可能发生的事情询问更多的信息并分享他们的担忧。与他们不同，贾斯廷没有提到他对爷爷以及可能包括奶奶很快就会死去的强烈恐惧。他继续着自己的日常工作，但变得越来越无法维持他平时在学校作业和活动中的表现。只有当我在治疗期间询问他学习情况变差的可能原因并向他施压时，他才提及对祖父母情况的恐惧，这种恐惧已经影响了他几个星期。这是某些存在阿斯伯格综合征的人在处理情绪方面相当困难的一个例子，而许多同龄人几乎马上就会明确地表达这种情绪，从而更多地了解情况并得到更多的情感支持。

（吴赵敏　译，杨斌让　刘璐　校）

第三部分

成年早期

7

安东尼

自去年从州外大学回家后，我一直做得很好。虽然我在当地大学的学习成绩并不完美，但也相当好了。我终于找到了一个女朋友，并且一起出去了几次，为此我挺自豪的。后来，她突然跟我分手，也不想见我了。之后，我给她发短信，并试了很多次要去看她，但她拒绝了我，并申请了对我的限制令。后来我在大学的停车场遇到了她，我想问她发生了什么。我不知道我会因此被捕并被关进监狱。

当安东尼和他的父母第一次来找我咨询时，他16岁。他母亲给了我一份8年前安东尼读小学二年级时的心理评估报告。心理医生在报告中指出：

[安东尼的父母]担心他在学校容易分心，不知道他是否有注意缺陷多动障碍（ADHD），或是否因天赋异禀而在学校

感到无聊……父母说安东尼和一般的孩子不同。在学校，他很容易无明显原因地哭，而且一直害怕较大的噪声……他没有任何朋友，但似乎并不因此感到烦恼……他不参加团体运动……也不参加派对活动……他害怕万圣节，只读非小说类的书籍，喜欢例行规则，但却难以适应改变。虽然父母觉得他没什么爱好，但他确实投入了500%的兴趣在所做的事情上。他的谈话经常停留在同一个主题上，一些事情在他脑海里挥之不去。

在描述安东尼对标准化智商和学业成就测试的反应时，这位心理医生说，安东尼令她印象最深的是"他对自己要求非常苛刻，他非常需要用他的技能或知识给我留下深刻印象"。她还指出，当安东尼无法达到自己期望的水平时，他会有灾难性的反应。有几次，当他觉得自己做不出测试中的某道题时，他哭了起来。

尽管智商测试让安东尼感到焦虑，但测试结果提示他的视觉空间组织能力处于较高水平，言语理解能力处于平均水平的高限，工作记忆和加工速度处于平均水平。与同龄人相比，他的阅读成绩处于较高水平，排在第96百分位，而数学在平均水平高限，排在第79百分位，书面表达的综合得分也在较高水平，排在第91百分位。

这位心理医生指出，安东尼同时存在ADHD、阿斯伯格综合征和焦虑障碍的一些症状特点，但她认为他并不完全符合其中任何一种障碍的诊断标准。她提出了一些关于如何调整以适应学校生活的建议，但不幸的是，对于安东尼多方面功能受损的情况，她并没有推荐或提供任何治疗。

在安东尼最初找我咨询时，他母亲也给了我一些她最近做的记录，描述了他的优势和困难：

　　　　在某些方面，安东尼是个很好养育的孩子。他非常可爱和

善良，并不是一个苛求的人。其他家长和老师总夸赞他是一个
多么好的年轻人，并觉得他非常有趣和独特。他似乎总能很容
易地学到东西。他的记忆力好得令人难以置信，尤其擅长琐事。
他想成为一名工程师，但即使在他热爱并擅长的这个领域，他
也无法在截止日期前完成工作，这也给他带来了很多问题。

在描述安东尼十一年级早期遇到的困难时，他的母亲说道：

> 他没有组织能力，做家庭作业就像跑马拉松一样，花费的
> 时间是老师规定的两倍。他不知道如何分解一项长期的任务。
> 要到截止日期了，他才开始工作……写作令他痛苦。他常常无
> 法启动，他担心还没开始就出错。写作对他来说很痛苦，因此
> 他尽可能用最少的词……他总是被告知自己有很好的想法，但
> 没有写出足够的细节。
>
> 在与人沟通时，他经常会说一些有点不恰当或不合适的话。
> 他经常忽略非言语的暗示。有时他会因此而让人感到厌烦。最
> 近安东尼变得不堪重负而停止了工作。

在第一次咨询前，安东尼母亲的这两段记录描述了他的 ADHD
表现以及阿斯伯格综合征的特点。值得注意的是，她没有反映他有
明显的对立违抗行为，而且她清楚地表示欣赏他的很多优点。然而，
在这段记录和我们最初的谈话中，她明确表达了她非常沮丧，非常
担心安东尼目前的功能状态以及今后高中毕业和准备上大学的情况。

在他父母提供这些信息之前，安东尼最初咨询时，我问他希望
我们做些什么去帮助他。他做出了如下回应：

> 我不是个很有条理的人，尤其在学业上。在写论文和组织
> 口头语言表达方面都有很多困难。这对我来说是个极其缓慢的
> 过程。我擅长讲故事，但用英语表达情感和理解小说主题的能

75

力很弱。我现在的成绩大多数都是 B 和 C，唯一获得 A 的是物理荣誉课（Honors Physics）。我以前的成绩很好，但现在多数时候每晚都要花 5 ～ 6 个小时写作业，尽管大多数时间都在走神。我经常拖延作业。我想成为一名成功的工程师，但我担心是否能进入这样的学院或大学。

为了评估目前安东尼认知功能的优缺点，我为他安排了一系列智商和学业成就的测试。第 4 版韦氏成人智力量表的测试结果显示，他的视觉空间推理得分处于优异范围，超过 96% 的同龄人，几乎与他 8 岁时的测试结果一样；这对于想成为工程师的人来说是非常重要的优势。

新的测试还提示，安东尼的言语理解能力从平均水平高限提高到优异范围，优于 84% 的同龄人。然而，工作记忆下降到了平均水平的低限范围，差于 77% 的同龄人。他的简短故事记忆任务得分更低，低于 96% 的同龄人（Kennedy et al.，2016）。

这种言语理解和（或）视觉空间处理得分相对较高，而工作记忆和（或）加工速度得分相对较低的情况，在高智商的 ADHD 青少年和成人中相当常见（Brown，Reichel，and Quinlan，2009）。很多高智商的学生常在智力测试的言语理解或感知综合推理方面表现得更好，但在执行功能中的短期工作记忆或加工速度方面有困难，而这对他们认知能力的运用很重要。

经过全面的评估，安东尼明显是个非常聪明且有吸引力的青少年，他完全符合注意缺陷多动障碍 – 混合型（ADHD-C）的诊断标准。他也有明显的焦虑情绪。我与他的儿科医生建议他尝试兴奋剂治疗，很快给他开了一种选择性 5- 羟色胺再摄取抑制剂（SSRI）——氟西汀，用来缓解他的过度焦虑。

几周后，安东尼就感觉没那么焦虑了，也更能保持专注，家庭作业也做得更有成效了。后来他与父母又找我做了几次随访，之后就终止了治疗。药物治疗稳定以后，他的成绩提高了很多，也感觉好多了。在此后的高中生活中，安东尼的儿科医生一直给他开药，并监督他的服药情况。然后他离开了家，进入一所竞争非常激烈的州外工程学校。

父母通常认为，如果有 ADHD 的子女对药物反应良好，那么他们需要做的就是确保定期开取药物，并且确保孩子按医嘱服用。他们通常无法认识到或接受这样的观点，即某些持续的心理治疗可能也是非常必要的。

我再次见到安东尼时已是 2 年后了，当时正是他在工程大学大二中期的圣诞节假期。他说他非常喜欢这所学校，但他感觉越来越不堪重负，因为他无法完成繁重的作业。他决定从那所学校退学，住在家里，继续在当地的一所大学学习。他告诉我，在学校期间他继续服用高中时对他有效的药物，但即使如此，他还是感到非常焦虑，也有点易怒。

在描述他读大学的经历时，安东尼说他常在晚上 10:30 上床睡觉，早上 4 点起床写作业。他提到他在大学里没有交多少朋友，课外大多数时间他都是一个人度过的。他的平均绩点低于 2.0，在学校一年半的时间体重掉了 20 磅（译者注：约 9 kg）。

回家后，安东尼进入当地一所社区学院参加春季学期的课程，之后他希望去附近一所很好的工程大学读书。我们达成一致，他会继续找我进行心理治疗，这样我们就能更好地理解为什么他没有在第一所大学坚持下来。我们也同意一起合作，以找到方法帮助他在新的环境下更有效地管理学习。

我们一起花时间做心理治疗，并谈论了更多安东尼离家后在第一所大学的经历。很明显，他的痛苦不仅来自于先前诊断出的 ADHD 和严重的社交焦虑，还有阿斯伯格综合征。在他二年级时，对他进行评估的心理医生曾考虑过他有阿斯伯格综合征，但并没有做出诊断。他说他非常想认识宿舍里的其他同学，但在其他人似乎都很放松和开玩笑的社交场合下，他感到非常尴尬和格格不入。他"听不懂"他们的玩笑，经常分不清别人是否在取笑自己。当我采用社交反应量表评估安东尼时，也得到了家人关于他的反馈，他的自我报告和家庭报告得分都在孤独症谱系障碍范围。这使我们继续讨论阿斯伯格综合征，及它在过去和现在对他的影响。

在社区学院参加春季学期课程时，安东尼继续每周做心理治疗。我们讨论了一个策略，探讨他如何在每节课上号召两三名学生加入一个学习小组，每个小组成员将会阅读所有的作业，每个人都对所分配的作业任务承担特定的责任。然后他们会见面，每个成员主动询问其他人关于他被分配的部分，最后小组汇总意见得到最好的答案。在指导下他在三个班都找到了学习伙伴。学期末他报告说：

> 通过学习小组复习来准备考试更好，效果比花几小时只盯着自己的笔记或课本要好得多。一起讨论某个问题，讨论哪个是最好的答案，可以帮我牢牢记住这些知识。它也能帮我认识班上的其他孩子。

安东尼被当地一所以工程项目著称的大学录取了。秋季学期一开始他就恢复了工程专业的学习。

在持续的心理治疗过程中，很明显，安东尼存在一些强迫症状，在之前的简短治疗中他没有提到这些表现。他说自己有无法摆脱的担忧或令人不安的想法，这些想法持续存在。他也存在长期的强迫行为，比如每次必须走两级楼梯，边走边数每一层楼梯，如果他分心了或者数错了，就必须回到楼梯底部重新开始。他说他因这些不合理的表现感到羞愧，直到更了解我，他才向我提起这些。

青少年或成人在治疗早期往往不会暴露强迫症。他们往往会为自己无法控制这样的想法感到尴尬，尤其是内容与性或攻击性有关时。据估计，儿童或成人中强迫症的患病率低于3%。在童年早期常明显地表现为，孩子反复想到令人不安的画面，比如被父母遗弃、自己或家人被绑架或受伤、家人被杀。对一些人来说，直到青少年晚期或20岁出头，强迫症状才出现（Geller and Brown，2009）。在阿斯伯格综合征的成人中强迫症更常见，大约占25%。

让安东尼感到羞耻的另一个因素是他缺乏约会经验，性行为方面也没有任何经验。渐渐地，他开始谈论这让他在高中时感到很困难，在那里他经常听到其他男孩谈论他们约会的事情。他非常想找到一个女孩，能跟他彼此了解，能出来约会，或许最后也能让他获得一些性经验。"我觉得自己像一个绝望的、不成熟的书呆子。"他在这方面的社交焦虑很强烈。

有一天，安东尼来治疗时面带微笑，他说自己终于找到了一个女孩，作为他的第一任女朋友。"她是个好学生，不仅很漂亮，也很聪明。"两周后他满怀激情地宣布，他俩曾一起在学校图书馆学习，后来还一起出去吃了比萨。他夸口说："我们现在正式在一起了！"

三周后，安东尼来治疗，他看起来非常沮丧，抱怨说女朋友告诉他再也不想见他了。他逼她给出一个合理的解释，到底出了什么问题，她为什么想跟自己分手。她想说的是，她认为他是个好人，但不是她想出去约会的人。安东尼不明白为什么她决定结束这段关系，因为他一直觉得一切进行得都很顺利。他迫切需要知道出了什么问题。

朋友曾力劝他离开那个女孩，不要再尝试逼迫她做进一步解释。他无法控制自己。他等着她下课，但她拒绝和他说话。他每天都尝试通过发短信迫切要求她再跟自己见一次面，这样他就可以向她解释自己的感受，以及他相信这段关系会持续下去的原因。她没有回复，但他想跟她进行至少最后一次谈话，并对此越来越痴迷。他不明白她为何因自己一直打扰她而害怕和生气。

女孩被安东尼骚扰了几周后，向大学提出了投诉，后来也投诉给了警方。因此，学校命令他不要再跟她联系，而且向他发布了法院的限制令。他避开了她几天，然后不顾来自朋友、家人和我的警告，在学校停车场走近她，再一次请求谈话的机会。她向警察投诉。安东尼被捕，被关进监狱，并被控二级跟踪罪。

安东尼的父母保释他出狱，并为他找了一名代理律师，律师要求我向检察官提供一张说明，解释安东尼有阿斯伯格综合征和强迫症。在这个案件上庭审理时，检察官考虑到安东尼的缺陷，同意向法官建议对安东尼缓刑六个月，同时规定他必须继续接受我的治疗。法官接受了这一建议，但警告安东尼，如果有任何进一步的此类罪行，处罚会更严重。

安东尼服从了缓刑的要求，并逐渐认识到他要求女孩更多互动的决心太大，让她感到愤怒和害怕。他发誓决不会再努力联系她了。然而，他不停地思考这段关系出了什么问题，还有哪些事情他能做得更好，他遭受着这种持续的强迫性思维。我们决定给他加用小剂量的阿立哌唑，这是一种抗精神病药物，以帮助他减轻对前女友强迫性联想的程度。在药物的帮助下，他能够逐渐重新关注自己的生活，同时也可以完成学业，并继续接受心理治疗来缓解强迫症和理解他人的困难。

更多关于安东尼的思考

安东尼长时间痴迷于那位年轻女性的原因是，他难以理解她以一种与他截然不同的方式看待他们之间短暂的关系。在很多阿斯伯格综合征个体中会出现这样的问题，安东尼就是一个例子。他们在所谓的"心理理论"方面经常遇到很多困难；该理论指的是认识下述情况的能力，即同一种情境下，另一个人可能会有一种与自己完全不同的理解方式。

1995 年西蒙·巴伦-科恩出版了一本名为《心盲》（*Mindblindness*）的书。在书中，他描述了孤独症儿童在理解正常发育儿童很早就了解的事情上更慢——他们很难理解其他人可能有与自己不同的想法。

巴伦-科恩在 3～4 岁的幼儿中做了一个名为"萨莉-安妮测试"的实验，他用这个很简单的实验证明了上述观点。一个叫詹姆斯的孩子和另外两个孩子在一个房间里。他看见萨莉把一个弹球放在了桌子上的一个小篮子里，然后她离开了房间。当萨莉走出房间时，安妮把那个弹球从篮子里拿了出来，把它放在了同一张桌子上的一个小盒子里。然后问詹姆斯："萨莉回来后会去哪里找弹球？"或者"萨莉认为弹球在哪里？"看到上述过程后，大多数正常发育的 3～4 岁孩子都会正确回答萨莉将会去她放弹球的篮子里寻找。

大多数同龄的孤独症儿童会说萨莉会去盒子里找弹球。他们认为萨莉会去盒子里找弹球，是因为他们知道弹球就在那儿。他们没有意识到，因为萨莉没在房间里看到弹球被移动过了，她并不像他们一样知道弹球被动过这个信息。

安东尼很难理解那个年轻女孩想结束与他的短暂关系的原因，是因为他无法理解她看待他和这段关系的方式与自己完全不同。他认为自己只想和她简单谈谈，看看他们的关系出了什么问题。他一直无法接受她拒绝见自己，这使她越来越把他视为一个麻烦，最终认为他是一个潜在的有危险性的威胁，而他并不明白这一点。他不明白萨莉没有看见弹球被动过了，他以为她和他一样了解情况。

在安东尼被捕前一周的陈述中，他感到自己想与女孩谈话的需求比绝大多数人都更强烈和持久：

> 我意识到人们常常不理解我。我反复思考着同样的事情。

就像现在，我不停地想我可能对她做错了什么或者我没做什么而让她反感。上课的时候、做作业的时候、睡觉的时候，我都会想到这些。大多数人觉得没有必要一直这样想。但我必须得到一个明确答案，即使没有明确的答案！

这段话表明安东尼已经意识到自己对"得到一个明确答案"的非比寻常的强烈且持久的需求，但也说明，他并没有感觉到，她拒绝与他交谈可能反映了她的困惑、沮丧或对他的恐惧。他感受到了自己强迫性的执著，但他无法放手。他没有意识到自己不能理解她对目前情况的看法。他不能设身处地为她着想。更多关于巴伦-科恩对孤独症和心理理论的看法，请参阅本书第 15 章。

从早年开始，安东尼对自己的看法就有一个重大问题。在他 8 岁时，对他进行评估的心理医生评论道，"他对自己要求非常苛刻"，"当他无法达到自己期望的水平时，会有灾难性的反应。当他觉得自己不能完成测试中的某个项目时，他就会哭起来"。

这些都是安东尼强迫症的表现。人们经常称自己或他人有强迫症，因为他们在安排事情的方式上特别有条理，或者需要比大多数人更彻底地打扫房间或清洁汽车。然而，确实有一些人因为强烈而持久的强迫性担忧，以及对完美的强迫性追求而感到痛苦。当他们不能始终满足自己过高且通常不合理的期望时，就会持续性地在让事情"就这样"和强烈的不满足感之间挣扎。

除了强迫症，安东尼还与阿斯伯格综合征做抗争。当他描述大学时的自我孤立和严格避免与其他学生接触时，这一点很明显。离开家的生活对他来说非常艰难。尽管相当孤独和恐惧，但他仍坚持了一年半。他说，每天宿舍里的其他同学一起出去吃饭时，他都会犹豫要不要和他们一起去。他经常在自助餐厅独自用餐，而且大多数晚上都很早就上床睡觉，躲开了学生们在一天结束时经常互动的时间。他通常凌晨在自己的房间里做作业，而不是下午或晚上在图书馆做这件事，那是其他大多数学生学习的地方。

在这段时间里，他没有向父母诉说他在校园生活中的艰难，也没有告诉父母他难以跟上学业。在那所遥远的大学度过第三学期后，他最终要求回家，并感到挫败和羞愧。他曾经很想把这件事做成功。

一些人读到安东尼希望在远离家乡的大学中取得成功，并希望找到女朋友时，可能会说他本应该待在家里，进入那所有很好的工程专业的本地大学，他不应该努力尝试约会。然而，安东尼的故事表明，他不满足于上离家近的大学，他想离开家去上学，并为自己的大学感到自豪。同样，他也不想错过许多高中同学都会有的约会和性体验。有阿斯伯格综合征并不意味着一个人不渴望取得与自己一起长大、一起上高中的人相似的成就。

幸运的是，被捕带来的压力和冲击帮助安东尼更加充分地参与心理治疗，在逐步学习中他能更充分地考虑到，别人可能在不同情况下会以与他非常不同的方式来看待同一问题。虽然这个过程进行得很慢，但很有成效。

（司飞飞　译，钱秋谨　刘璐　校）

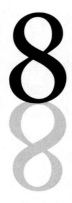

德鲁

> 三个月后，我儿子就应该大学毕业了。上学期有三门课他都考得很好，但有一门不及格。现在他又重修了那门课，但因为不上课，又没有及格。他承认自己有阿斯伯格综合征和ADHD，但他一直逃课，拒绝接受治疗。

24岁的德鲁初次来我们诊所会诊之前，他的母亲给我写了一封很长的信，提供了一些有关他们来访的背景资料。她写道，童年早期，德鲁是个非常活跃和坐立不安的孩子，在家里经常拒绝听从指令。直到四年级，他一直是优秀的学生，之后老师开始给家里写便条，说他在小组活动中不合作，上厕所次数太多。那年的某一天，他未经允许就走出了教室，离开了学校，开始绕着附近的足球场跑圈。当工作人员把他带到校长办公室时，他躲在桌子下面，公然告诉校长，如果她惩罚他，他就会自杀。不久，他收回了这一威胁，但从那时起，他就开始无视规则，经常不听指令并且公开反抗，这种情况在学校和家里都持续存在。

他的母亲说，在中学的时候，德鲁大部分时间都赶不上校车，只能靠父母开车送他上学。他经常拒绝洗澡，不做作业，也经常与来家里帮助他的家庭老师对着干，在地板上打滚，而不做有意义的事情。她指出，德鲁的老师都认为他很聪明，但他似乎对其他孩子和成人的态度及感受一无所知。他容易错过社交线索，经常从字面意思理解别人的话，无法认识到非语言表达的重要性，也无法识别其他同学能够轻易识别出的他人的情绪。

据他母亲说，德鲁在高中时是个独来独往的人。高三的时候，他参加了一次模拟审判。由于他觉得这个小组太缺乏组织了，于是任命自己为组长，并且觉得他很成功地让小组为模拟审判做足了准备。然而，当他在地区比赛当天走进预备室时，整个团队都拒绝和他说话。他的反应是感到受伤和痛苦。在高中期间，他花了很多空闲时间独自玩电子游戏，并试图自学计算机编程。他对计算机科学有浓厚的兴趣，并积极利用在线资源，熟练地使用 Java 脚本、HTML 和 Python 编程。他以平均绩点 3.8 分的成绩从高中毕业，被一所竞争相当激烈的大学录取。

德鲁在大学二年级时加入了一个兄弟会。他开始积极参与该组织的活动，并试图策划一场"政变"，让自己成为一个重大项目的主席。他的手段是如此笨拙，以至于在一次毁灭性的失败后，他被投票赶出了兄弟会，这让他感到愤愤不平和非常沮丧。那年年底，他转到了美国另一边的一所大学。

在新大学第一学年结束后的夏天，德鲁回到家乡，在一家数据库公司实习了三个月。在那里，他是一名公认的非常熟练的程序员，能够高度专注于自己的工作，并迅速完成项目。他显然有胜任这项工作的天赋。他的雇主报告说，他正在处理复杂的数据分析项目，这对拥有计算机科学硕士学位的学生来说都是一个挑战。

当那年夏季快结束，德鲁准备回大学时，他发生了一场车祸，很明显这是他的疏忽造成的。没有人受伤，但他的车完全毁了。他的父母向精神科医生咨询，医生给他开了左洛复（Zoloft），试图缓解他频繁的抑郁发作，但医生没有处理德鲁的慢性注意力不集中或社交困难。

回到大学后，他看了另一位医生，医生发现德鲁除了有慢性抑郁症外，还有 ADHD。他开始服用阿得拉（Adderall），这帮助他更好地专注于学业。在服用阿得拉和左洛复的同时，德鲁不仅能完成他的课程和作业，还在一家初创公司兼职。在公司他长时间地做数据分析，他的数学和计算机技能给老板留下了深刻的印象。

到了年中，这家初创公司开始走下坡路，于是他失去了那份工作。他变得意志消沉，试图通过每天抽几次大麻来缓解自己的失望。他的成绩一落千丈，这导致他再次陷入了严重抑郁，经常连续几天不能下床上课或做作业。他停止服用左洛复和阿得拉，并失去了那个学期所有的学分。在此期间，由于注意力不集中和反应迟缓，他还卷入了另外两起机动车事故。没有人受重伤，但每次他驾驶的汽车都毁了。尽管存在这些困难，德鲁并没有继续服药。

德鲁的父母没能说服他恢复药物治疗，也没能说服他接受心理治疗。他们给他买了一辆小卡车，希望这辆新车能缓解他的抑郁。德鲁开着他的小卡车，开始了漫长的独自旅行，穿越美国南部各州。在两个月的时间里，他每晚都睡在卡车里，每晚都把卡车停在沃尔玛的各个停车场内。他大部分时间都在开车或在公共图书馆玩电子游戏，每隔几天就去星球健身俱乐部洗个澡。他的母亲在信中评论道，德鲁"喜欢住在他的卡车里，随时带着所有的东西，可以从一个地方到另一个地方，而不需要和任何人有太多的社交活动。太热、太冷或太潮湿的不适感，使他不停地从一个地方转移到另一个地方"。尽管父母担心他，但他们还是允许他继续使用他们的信用卡支付汽油费、餐费和日常用品的开销。近三个月后,他回到家时,他的母亲预约并带他到我们的诊所进行初步会诊。

当德鲁和他母亲来的时候,我问他是如何决定来找我的。他回答说:"我很难让自己做不感兴趣的事情。我只对新奇、复杂的东西感兴趣。"他说在自己就读的两所大学里,很多课上都在睡觉。他说自己喜欢编程和数据分析,但除此之外就没什么喜欢的了。他说,大多数教授都很无聊,不会教他不知道或真正感兴趣的东西。他主动承认自己在很多课上作弊,经常抄袭别人的试卷。

当我问德鲁他的朋友或同学如何描述他时,他说:"非常聪明,古怪,做奇怪的事情,大多数事情都喜欢自己做,但是个好人。"他说自己朋友不多,但他对自己的描述如下:

> 只有把东西都装在卡车里,我才能正常工作。我总是需要睡在我的睡袋里……我想要一辆货车,并住在里面……我总是要等到自己有了感觉才去做事,而不能因为别人的期望或要求去做事。我觉得自己像个动物,真的无法控制自己。

当我问他的母亲如何描述德鲁时,她的回答是:"非常爱争论,非常聪明,博览群书,主导每一次谈话,同时也非常死板,很难改变自己的想法,也很难读懂别人的心。"德鲁在谈话中几乎没有眼神交流,语气有些傲慢。

当问及他的家庭时,德鲁提到他的父亲因心脏病突发去世,享年 57 岁,那年德鲁正在上高中。他母亲在信中没有提到此事。他补充说,他父亲的突然去世并不意外,因为他父亲"严重肥胖,非常抑郁,经常脾气暴躁,对妻子(德鲁的母亲)有辱骂行为"。他说自己对大多数人脾气都很好,除了他母亲,她经常使他生气。德鲁半开玩笑地把母亲描述成一家大公司的 CEO,提前退休是为了惹他生气。德鲁还说他的继父是一个最近刚退休的软件工程师,他并不是真的想要德鲁在身边，因为他说德鲁经常引发争吵。

当我描述 ADHD 有关的表现时，我不时停下来问德鲁，对他来说，我描述的各种表现有多少是对的，有多少是错的。他告诉我：

> 对于一个系统是如何工作的，如何探查这个系统，我可以很专注，但当我弄清楚它如何工作之后，我就对它失去了兴趣……在整理东西、管理时间和工作上，我都有困难……有时我很难入睡，有时很难起床……我很容易生气，通常是因为一些小事。我有很好的长期记忆，特别是对电脑数据，但我的短期记忆并不好。

关于自己短期工作记忆的说法，德鲁是对的。在我们的标准化故事记忆测试（Kennedy et al.，2016）中，这个非常聪明的年轻人得分排在第 2 百分位，低于 98% 的同龄人，远远低于语言能力处于平均水平高限至优秀范围的人的预期水平。在听完两个故事后，他只能立即回忆起 25 个单词中的 12 个。相比之下，他在回忆顺背和倒背数字时，得分处于平均水平。

为了评估德鲁的社交沟通和社交功能，我使用了社交反应量表（SRS-2），并让他的母亲在这个量表上对他进行独立打分。根据德鲁在社交知觉、社交认知、社交沟通、社交动机及兴趣狭窄和行为刻板等方面的表现，得出了一个综合分数，表明他处于中等水平，提示他"社交功能缺陷具有临床意义，对日常社交互动产生实质性干扰。此类分数对存在中度孤独症的人来说很典型"。他母亲的回答将德鲁归入严重范围，其特征为"日常社交存在严重而持久的干扰"。

当我询问德鲁他目前的社交关系和友谊状况时，他说：

> 我对闲聊、了解别人的兴趣爱好或发展一段浪漫关系几乎

没有兴趣。即使能看到他们的感受，我也不在乎，但我肯定有
完全误解别人感受的时候。

在结束我们的初次咨询时，我告诉德鲁和他母亲，他显然是一
个非常聪明的年轻人，在计算机科学和数据分析方面有非常强的技
能，他有严重的 ADHD 和持续的抑郁障碍，有时还伴有间歇性的重
度抑郁发作。我还提到，他在社交和互动方面的问题符合阿斯伯格
综合征的特征。我强调，并不是每个人都必须高度参与社交，但很
明显，德鲁在社交方面的困难给他带来了很大困扰，这让他在做一
些他想做的事情时遇到了困难，比如参加大学联谊会。我提到过，
这些困难也会影响他与大学教授、同学以及潜在雇主之间的关系。

德鲁告诉我，他想回到他最近就读的那所大学继续上课。我敦
促他继续服用缓解抑郁症状的左洛复，我强调这类药物需要每天服
用才能有效。我还建议他继续服用治疗 ADHD 的药物，建议他每天
服用甲磺酸利地美（Vyvanse），在下午晚些时候服用短效安非他命
来加强治疗，这可能会对他有帮助。我表示，我们的诊所可以帮助
他精细调整治疗 ADHD 的药物。

除了药物，我还提出了另外两个建议：

1. 我劝德鲁这个夏天至少选一门，最好是两门暑期学校或网络课
   程，这样他就可以重获在大学最后一个学期失去的一些学分。
   成功地做到这一点可以让德鲁向自己和他母亲证明，他已经准
   备好了重返大学。

2. 我认为单靠吃药不足以让德鲁做好重返大学的准备。我建议他
   参加一个心理治疗的课程，以解决组织和工作优先级的问题，
   并找到可能帮助他改善与他人社交关系的策略。我提出，在他
   回到大学继续学习之前，这个夏天我亲自去看他接受心理治疗。
   如果他回到大学，我建议他在大学附近找一个治疗师，可以定

期与他直接面对面地进行心理治疗。不过我也表示，在他找其他医生之前，我们可以继续通过 Zoom 见面。

德鲁宣布他想回到大学进入即将到来的秋季学期，并同意也愿意接受我的建议和治疗。一周后，德鲁回来接受了第一次心理治疗。他报告说，他已经恢复了既往同等剂量的左洛复，并且也听从我的建议，开始服用小剂量甲磺酸利地美。他报告说，即使最初只使用了小剂量的甲磺酸利地美，他也觉得警觉性和工作能力有了一些改善。他还开始了一门计算机科学的在线课程，他觉得这很有趣。我们达成一致，他会尝试将甲磺酸利地美增加到每天早上 20 mg。

两周后，德鲁回来接受了下一次心理治疗。他报告说，药物没有产生任何副作用，并且他每天的工作效率更高了，而且还在继续完成网上数据科学课程的作业。他说自己早上 6 点就起床了，每天玩电子游戏的时间减少了，工作效率依然很高。他的母亲寄来的便条表明，经过一周的"蜜月期成功"后，德鲁的工作效率有所下降，但在他开始服用 20 mg 甲磺酸利地美后，工作效率又有所提高。

在接下来的六周里，德鲁没有再回来接受其他任何治疗。然后，他预约了一次治疗，报告说甲磺酸利地美剂量分两步增加到了40 mg，这与我们最初的预期一致。他说，在服用更高剂量时出汗太多，但他并不认为这是个大问题。德鲁还自豪地宣布，他已经成功地完成了所选的数据科学课程，现在正在进行一个新的项目，为自己做计划并监督日常目标的完成情况。受这次成功的鼓舞，德鲁计划如果自己被重新录取，他就搬回学校。他说，他的母亲之前在学校附近买了一套房子，一直在出租。她告诉德鲁，如果他能返校的话，他可以住其中的一间房。我建议德鲁定期来找我，这可能会有所帮助，这样我们也可以更有效地合作，监督他的进步，并帮助他为恢复大学学业做准备。

又过了六周，德鲁再次回来接受了心理治疗。他收到了大学允许他秋季返校的通知。他的母亲安排他住在她租出去的房子里，她打算住另一个房间，为他重返学校的这个学期提供支持。我表达了一些疑问，即母子住这么近是否会影响德鲁独立生活的能力。我觉得他们之间的关系很不稳定，可能会爆发冲突。但是，他们两人都认为这种安排是可行的。

我还告诉他们，如果治疗间隔太长，我们可能没有时间充分解决德鲁的社交问题。我向德鲁和他母亲提到，如果到我的诊所花费两个小时的车程存在问题，我们可以通过 Zoom 做治疗；他们说会考虑这个选择。

直到七周后，德鲁和他母亲才联系我。在距离上次治疗结束八周后，当他们按预约前来咨询时，他们宣布一周后都将搬到学校附近的家里。当时德鲁已经报名参加了五门课程，如果顺利完成，他获得学位就只剩一门课程了。我们讨论了他在即将到来的学期中取得成功的关键因素。他谈到，他是如何意识到持续出勤和一直遵医嘱服药的关键作用的。

当治疗即将结束时，他母亲说她想补充另一个关键因素，即德鲁应该每天晚上 9 点前睡觉，这样他就可以起床去上早上的课了。我建议她不要去处理德鲁生活中的这些细节，因为他现在已经 25 岁了，需要负责管理他自己的日常生活。我预言，如果她试图控制睡眠时间等细节，就会导致冲突，削弱德鲁承担对自己的责任。

在开始上课两周后，德鲁通过 Zoom 和我进行了一次咨询。他说，到目前为止，除了一门功课，其他课程进展都很顺利。他指出，他对这五门课程中的一门很不满意，因为教授虽然很聪明，但不是一个好老师。我建议他向课堂上的其他同学咨询，或者在办公时间去找教授，看看是否能得到一些课程相关的额外帮助。德鲁回答说，这样做没有用，他甚至不听课，他会尝试自己学习课程内容。我鼓励他与他指定的学术顾问谈谈。在我们通过 Zoom 咨询的最后几分钟，德鲁提到他遇到了一个喜欢一起玩的女孩。他说："我们不会给对方打电话，但我们是朋友，我们会一起做一些与约会类似的事情。"他似乎为此感到很高兴。

在用 Zoom 咨询的那天，我收到了他母亲的电子邮件，信上说到目前为止，虽然德鲁一直去上课，但实际上他是在做作业。她还报告说，德鲁终于读了我推荐给他的关于阿斯伯格综合征的书。他告诉她，他已经确定自己确实有阿斯伯格综合征。她提议让德鲁去参加社交技能工作坊，以"帮助像他这样的人学习社交技能和沟通方式"。她还问我，神经反馈治疗是否对她的儿子有帮助。

我告诉她，我认为神经反馈治疗不会有任何帮助，她应该避免试图强迫他加入社交技能小组。我鼓励她只是支持德鲁作为学生所做出的努力，并鼓励他通过 Zoom 与我保持密切联系，或者预约学校附近的心理治疗师或精神科医生，他可以从他们那得到他需要的持续治疗。

几周后，德鲁又和我进行了一次 Zoom 咨询。在那次咨询中，他说他放弃了一门课，打算下学期再修。他说他的其他四门课都做得很好。他说自己定期参加剩余的所有课程，并认为自己在所有课程上表现都相当好。他还提到，当他外出时，他的母亲会进他的房间，这让他感到很沮丧。他说他不希望母亲在他不在场的时候进自己的房间。我告诉他，我认为这是一个合理的要求，这样他就可以有一些隐私，并建议他试着向他母亲解释。那是我和他最后一次直接联系。在接下来的 4 个月里，我和德鲁以及他母亲都没有进一步的联系。我发了几封邮件询问事情进展如何，并鼓励他们与我联系，但两人都没有回复。

在第二学期开学不久，德鲁的母亲给我写了一封如下的邮件：

> 我仍然和德鲁住在大学附近的出租房子里。第一学期，他

申请了五门课，因为不喜欢其中一门课的老师，所以他提前放弃了那门课。有三门课他的成绩都很好，但另一门不及格，这也是他毕业所需要修的课程。这门不及格的课程实际上是关于计算机工作的，他在之前的两次实习中都有非常成功的经验；他在学习这个主题方面应该不会有技术困难。问题在于他的社交行为和人际关系。

秋季学期开始时，德鲁把自己定位为班上唯一聪明的学生。他说，其他所有人都是愚蠢和无用的，而教授语无伦次，不擅长教课。他说，其他学生让他辅导他们……在期中，他认为自己把一切都做得很好，也完成得很早。100 分的试卷，他只得了 40 分！期中考试结束后，他感觉完全被羞辱了，也很泄气，断绝了与同学的所有联系。在学期末，他说教授告诉同学们期末考试涵盖哪类问题，他知道一切，所以他不需要为期末考试做准备。尽管我鼓励他学习，但他并没有。他没有通过期末考试，课程也不及格……

在过去的 10 年里，我目睹了德鲁 6 次惊人的失败，它们都遵循同样的模式，这是最近的一次。他现在又上了他需要补修的课程——看起来他会再次过不了这门课。如果是这样的话，要大学毕业他还差一门课程，他将没有大学文凭，没有工作，没有收入，而且很可能会再次让自己无家可归。

几年前，德鲁意识到他的想法不对，他决心找到修复它的方法。他意识到自己抑郁了，于是我们接受了药物治疗。他仍然有问题，您帮助他认识到自己有 ADHD，并给予了药物治疗。然后您解释了他有阿斯伯格综合征，并开始和他一起治疗，但他不愿意继续治疗。我读了这本关于阿斯伯格综合征的书，它解释了德鲁在过去 10 年里出错的所有事情。还有 3 个月这学期就要结束了。您能做些什么来帮助他吗？

母子俩都在这个国家的另一边。我立即给他们回了信，邀请他们通过 Zoom 会谈。我还建议他们去大学的学生健康服务机构，在那里能得到及时的帮助。此后，我没有得到更多他们母子的消息。

更多关于德鲁的反思

直到今天，我还不知道德鲁和他的母亲过得怎么样。然而，无论他们的结局如何，这个病例说明，当孩子的功能受损明显时，如果阿斯伯格综合征个体及其家人没有得到充分的诊断及相应的治疗，这可能会带来令人沮丧、有时甚至是悲剧性的后果。在学前阶段，德鲁的困难并不明显，他的功能受损迹象在小学中期开始显现。在初中和高中，甚至在他父亲突然去世之前，他的人际关系问题就已经很明显了。

一个重要的因素是，德鲁的父母不愿意或无力面对德鲁对他们、学校职员和其他人的傲慢及挑衅的态度。他们继续赞扬他强大的智慧和成就，但他们并没有质疑他无视规则，也没有因他一再表达对同学和老师的蔑视而进行干预。当消极行为持续存在时，他们并没有坚持让德鲁接受评估和治疗。

同样，对他的粗心驾驶，他们也没有采取任何措施。在他完全撞毁两辆车后，他们立即提供了新车。即使在他撞坏了第三辆车后，他们也没有撤回德鲁的驾驶资格，也没有坚持要求他服用治疗 ADHD 的药物。他们给他买了一辆新的皮卡，让他用他们的信用卡支付他三个月的公路旅行费用。

有时父母觉得，当他们年轻的成年子女粗心驾驶或不愿意满足合理的期望，比如上学、做作业或保住工作时，他们没有任何办法干预消极的后果。然而，在合理表现出现前，限制驾驶家庭汽车、扣留日常花销和限制信用卡的使用等措施或许可以给他们一个重要的教训，即不履行责任会导致不想要的后果。

德鲁的母亲把他带到我们的诊所接受治疗，但无论母亲还是儿子，都不能持续接受治疗，以保证治疗产生足够的影响。我建议增加治疗频率，但母亲和儿子都忽视这个提议，致使治疗间隔时间太久，从而破坏了治疗进展。希望在未来的某个时候，他们每个人都能够坚持治疗，从而帮助他们中断重复的冲突模式，德鲁也能发挥他令人印象深刻的潜力。

（司飞飞　译，钱秋谨　刘璐　校）

9

桑德拉

我上过三所不同的大学，拿到很多学分，但我没能拿到大学文凭。因为我是一个完美主义者，我很难完成任何文章或学期论文。我太注重细节了，必须让每个句子都听起来"恰到好处"，然后才能开始写下一句话。在许多情况下，我就是无法把文章写完。我不知道其他孩子是怎么做到的，因为我并不真正了解其他人。相比于人，我更爱动物。

"我应该很聪明。然而，尽管我在三所不同的大学学习了6年，拿到了很多学分，但我还是没有获得学士学位。让我困扰的主要问题是，写文章和学期论文对我来说很困难。"25岁的桑德拉和母亲一起来找我进行初始访谈时，是如此介绍自己的。她们报告说，她读三年级时的老师注意到桑德拉有注意力问题。她尝试服用哌甲酯（利他林），但几个月后就停药了，因为处方上的剂量使她太焦虑了。

她的ADHD没有再得到进一步的药物治疗，但到了中学四年级，桑德拉取得了很好的成绩，并且在标准化测试中表现良好。她被认定为一名有天赋的、才华横溢的学生。她告诉我她喜欢学习，但讨厌小学和中学期间的学校生活。她说："我觉得我不是很适应。我尝试表现得很友好，但我讨厌每天花 7 个小时与那些并不真正了解我的人在一起。"

桑德拉说，在高中时她第一次在书面表达方面遇到巨大困难。她 17 岁时的心理评估就有所报告。在进行了一系列智商和成就测试后，心理学家指出，桑德拉往往在写作中倾向于面面俱到，导致她陷入了不太重要的细枝末节。她很难选取最重要的相关信息并向前推进。她认为这是因为她在写作上过于追求完美。

当我问桑德拉关于她的家庭情况时，她告诉我，她一直觉得和母亲很亲密，直到她 13 岁左右，母亲开始变得非常情绪化，很容易发怒或异常沮丧。从那时开始，她对母亲的情感更加复杂。她形容父亲是个非常聪慧的人，"他非常聪明，但也非常容易沮丧，是忽略事情的高手"。她提到在高中一年级时，父亲被诊断出癌症，不得不在重症监护室里度过一个月来治疗并发症。

在描述她的家庭和社交关系时，桑德拉说道："我不喜欢体验强烈的情感，所以我从不让任何人在情感上接近我。"我问她是会和一两个或一群朋友在一起，还是自己一个人做很多事情。她回答道："我在和朋友的关系上有点保守，但有一个交往了 4 年的男朋友，尽管他在这个国家的另一边上大学，而且我们之间的交流也很少。"

当我问桑德拉，同学或认识她的人会对她如何评价时，她说："超级聪明，但可能太理性了，经常迟到，非常热衷于环境保护和平等权利。我不会发脾气，但我很容易生气，很爱挖苦人，也很刻薄。"桑德拉描述了她在高中二年级时的一个情况，她对抗了一个女孩，因为这个女孩对另一个女孩不友善。那件事导致桑德拉的所有朋友都站在她所对抗的那个女孩一边，并"甩了我"。谈到这件事，桑德拉告诉我："女孩们很爱搬弄是非，会甩了你。"

我问桑德拉，她大学毕业后想做什么工作。她迅速回答道："我想成为一名兽医技师，因为相比于人，我更喜欢动物。"桑德拉这种对人际关系的态度，在她四年前的心理评估中也有所涉及。那位心理医生指出：

> 尽管桑德拉可以在更表面的关系上表现得比较自在，但她却与相当强烈的社交不适做斗争，并倾向于避免接近他人……她报告说，在高中的大部分时间里，她都穿着"哥特式"的黑色衣服，并且其他高中生往往认为她要比他们更聪明。

然而，该心理评估报告说，桑德拉告诉她的心理医生："我觉得与我的家人相比，我愚蠢得可笑。他们都很聪明，我们也会开愚蠢的人的玩笑。"

桑德拉还向这位心理医生报告说，她在高中时曾有一段时间会割伤自己，"因为感觉到疼痛要比我一直以来什么都感受不到好，而并不是因为我想自杀"。

心理医生还报告说，桑德拉在高中高年级快结束时就经常逃课。桑德拉告诉心理医生，她真的不应该毕业，因为她错过了太多的数学课程测试。她的数学老师帮助她重新参加了所有的数学考试，这样她才可以毕业。

桑德拉在高中快毕业时逃课的一个可能原因是她害怕离开家乡，进入她选择就读的大学，这所大学离她家有一千多英里远。桑德拉向我报告说，她不喜欢改变，而且在大学一年级的时候，她感到很痛苦，因为她有一个令人沮丧的室友，并且她离家太远了。

在高中期间，桑德拉开始找心理治疗师来处理焦虑和抑郁，她认为这是因为她一直都没有办法适应她的同学们。当时，她服用了文拉法辛（Effexor），一种抗抑郁药，来帮助她缓解抑郁情绪和焦虑。

在 17 岁时进行的心理评估中，桑德拉报告了与学校社交问题有关的高度焦虑和侵入性思维。当时她还说在组织工作材料方面存在长期困难，并且难以充分激活自己，无法按时启动、保持努力和完成工作。这些还没有被认为是 ADHD 的表现。

评估中进行心理测试后发现，在韦氏智力测试中桑德拉的言语理解能力处于极超常的范围内，得分超过 99% 的同年龄段伙伴；尽管她的知觉组织能力略低，但也在超常范围内。但是，桑德拉在阅读、写作和数学测试上的得分普遍略低一些，在平均到平均高限的范围内。在计时作文考试中，她的成绩要低得多。她告诉做测试的心理医生："我一开始还行，但当我陷入证明自身观点和完美主义的漩涡时，我就不能简练了。一开始我计划得不好，所以我不能在限定的时间内完成。"

在我们的访谈中，我请桑德拉告诉我一个关于她在写文章或论文时的感受。她描述了自己是如何总在做决定的过程中陷入纠结的——无论是在餐厅点餐，还是在撰写文章时选择最相关的事实和观点时。她会尽量考虑所有哪怕有一点关联的信息，同时记下笔记，以帮助她记住所有的可能性。她常常在信息收集阶段就感到卡住了，因此没有充足的时间确定优先事项，决定如何对讨论的内容进行组织和排序。

桑德拉告诉我，她总觉得有必要把事情整理好并且完成。她提到，她把所有的书都按作者名字的字母排序放在她的 Kindle 里；当把灯放在圣诞树上时，因为完美主义，她需要把每盏灯都"恰到好处"地放置，形成一致的图案。她也觉得有必要布置衣橱里的衣服，按季节排序，然后按它们占主导地位的颜色组合来分类。

我问桑德拉是否能够写一篇文章或学期论文的初稿，然后回去重读和编辑它，以创建最终草稿。她说，她从来不能这样做，因为她感到自己需要把每句话都写得完美，只有这样她才能继续写下一句。然后，在写下一句时，她同样必须让文字看起来或听起来"恰到好处"，这样她才可以再写下一句。这种僵化的完美主义写作方法在强迫症人士中可见一斑。

试图在写下一句之前让每个句子都看起来和听起来完美无缺，这是完成写作任务的极其缓慢的方式。通常，存在这种写作模式的强迫症人士很清楚他们的写作是非理性的：通常，他们既不愚蠢也不疯狂。然而，尽管他们可能看到并认识到这种强迫是非理性的，但他们仍有强烈的强迫感，完全遵守并按照这一方式做下去。

第二位对桑德拉进行心理评估的心理医生以这样的方式形容她的文章写作："她陷入了对面面俱到的渴求中，结果无法在规定的时间内完成她的论文。"事实上，桑德拉在写作中可能并不是真的希望自己面面俱到，她可能就是认为有必要非常谨慎，不能漏掉任何可能有助于读者充分理解她想要表达内容的信息。显然，最后的结果还是她过于面面俱到，无法及时完成作业。

在 ADHD 人士中，写作中"面面俱到"的问题并不少见。在许多 ADHD 成年个体中可以看到与之类似的问题，他们每天做"待办事项"清单，包括他们想完成的每一项任务，这个清单常常会列出当天需要完成的 20 ～ 30 项任务，这远远超过一般人可能在接近一个月的时间才能完成的任务量。他们在选择和分配优先级方面存在很大的困难，即现在需要做什么，什么需要推迟一天做或者可能根本无须完成。

与这种写作困难相关的一个方面是设置抽象概念层次。许多聪明的人会收集很多想法或数据，把它们纳入到他们想写的内容中。但是，对于如何分配优先级来摘选出哪些是想要强调的重点，哪些是次要点，哪些是有趣但根本不需要包含在内的细节，他们感到很困惑。他们从任务的宏观视角到微观视角反复思考，循环往复。他们往往"只见树木，不见森林"，忽略了其实每棵树木都只是森林的一部分。

　　在对桑德拉进行评估时，我让她在短短 10 分钟内写一篇短文，写出她最喜欢的游戏是什么，然后列出她喜欢这个游戏的三个原因。在这项任务上，她提出了许多有趣的想法，但文章在结构和连贯性方面都很欠缺，同时也缺乏总结或结论。尽管她知道只有 10 分钟的时间写这篇短文，但她一直没有列出她喜欢这个游戏的三个原因。她的写作偏离到讲述游戏有趣的事实，却没有真正解释她喜欢的原因。这花了她太多时间，以至于她无法写一个总结段落，甚至一个结论性的句子。

　　在测试结束后讨论这个问题时，桑德拉和她的母亲都表示，在与桑德拉的父亲交谈时，家庭成员也抱怨类似的问题。她们觉得他所表达的细枝末节太多，以至于难以辨别他想说明或者解释的主要观点。与 ADHD 类似，强迫性障碍也往往具有较强的家族遗传性。

　　在和我一起评估时，桑德拉已经服用了好几年两种大剂量抗抑郁药，盐酸度洛西汀肠溶胶囊（Cymbalta）和安非他酮缓释片（Wellbutrin-XL），这两种药物都没有被推荐用于治疗强迫性障碍，而这一诊断在她之前的三次评估中都没有得到确诊。我建议，给她开具处方的药师可以考虑减少或停止使用目前的一种抗抑郁药，进而开具一种已被批准用于治疗强迫症的选择性 5- 羟色胺再摄取抑制剂（SSRI）类药物。

　　桑德拉每天也服用中等剂量的甲磺酸利地美来治疗先前已经被诊断的 ADHD。她说甲磺酸利地美既可以帮助改善注意力，也可以改善她的情绪和警觉性。我建议给她开处方的药师考虑增加甲磺酸利地美的剂量，来验证是否会更有效。如果没有改善疗效，另一个可能的选择是考虑将甲磺酸利地美替换成早晨和下午服用增加激活作用的短效右旋安非他命，特别是在早晨甲磺酸利地美起效缓慢时。

　　我还向桑德拉和她的母亲强调，单靠药物不足以充分改善桑德

拉的书面表达、ADHD、社交焦虑和强迫症的问题。我告诉她们，
我当前没有发现桑德拉存在广泛性焦虑障碍的任何证据，但我确实
发现她存在严重的社交焦虑问题：过度担心别人如何看待或者可能
如何看待自己，而且会回避社交或亲密关系。为了解决这些问题，
针对她的社交焦虑、强迫性障碍以及解读他人情绪的困难，我建议
她进行一些心理治疗。

为了帮助桑德拉解决书面表达方面的问题，我建议她找一位写
作导师，通过对想法进行组织和整合，使之更容易被他人理解。一
个好的写作导师也许能够帮助桑德拉缓解她在写作中过度的完美主
义和面面俱到。不过，我也建议她选择不涉及大量写作要求的课程
以获得本科学位。如果她有意担任兽医技师，那么在兽医领域准备
工作时，增加一些科学课程可能会更有帮助。

更多关于桑德拉的反思

在所有本书描述的个体中，桑德拉被视为存在阿斯伯格综合征
的可能性最小。在某些方面，只要关系不是变得很亲密，她似乎对
他人和建立关系感兴趣。在她矛盾的人际关系模式中，桑德拉显然
符合社交焦虑障碍的诊断。她同时满足强迫性障碍以及先前提到的
ADHD 的诊断标准。虽然许多有阿斯伯格综合征的人士确实同时存
在社交焦虑障碍和强迫性障碍，但大多数人对与他人交往没有明显
的兴趣，而在桑德拉身上，这种兴趣有时似乎很明显。

桑德拉与大多数阿斯伯格综合征个体有着很大的不同。其中之
一是桑德拉的母亲报告说，桑德拉的早期社交发育没有问题。她形
容桑德拉在童年时代早期是一个很容易合作而且能够很好分享的人。
她说，桑德拉很容易交朋友，而且通常在她的同龄人中会被视为领
导者。另一个区别是，在桑德拉 17 岁时，对她进行评估的心理医生

写道："桑德拉敏锐地了解其他人，仔细观察他们，善于感知他们想要和需要什么。"

那位心理医生还指出：

> 我觉得桑德拉非常讨人喜欢。她聪明而有魅力……她习惯于被别人认为以及把自己想象成一个"活泼、温柔的看护人，努力让别人开心"……据说，每个人都认为她是一个善良和温柔的朋友。

这些特征与那些通常存在于阿斯伯格综合征个体身上的特征完全不同。

然而，桑德拉的几位心理评估师也都指出，尽管桑德拉在此前的描述中很有吸引力，并存在与他人的社会交往，但她似乎避免与其他人建立更亲近的友谊，以及在情感上更亲密的关系。同时那位发现桑德拉"非常讨人喜欢"的心理医生也指出：

> 有一个矛盾之处，即一方面桑德拉似乎很容易建立联系，而另一方面她与真实的连接存在阻抗……她潜在的关系本质上似乎很脆弱。她会表现得参与其中，但实际上却有所保留，而且通常以一种非常小心翼翼的、情感疏远的方式与他人联系在一起。

4 年后评估桑德拉的心理医生也有类似的发现，她写道：

> 桑德拉显然对他人感兴趣……然而，她也在与巨大的社交不适和回避与他人亲近之中挣扎着。她倾向于与别人保持距离，因为她感到社交不适，并且不知道如何在一个情感脆弱的关系中与他人互动，尽管她在更表面的关系中似乎更为舒服……为了保护自己，她保持距离，但这会导致社交孤立……

在我对桑德拉本人进行访谈时，她对这些困难进行了具体描述并举了一个例子，正如本章前面所提到的：

> 我在和朋友的关系上有点保守，但有一个交往了 4 年的男朋友，尽管他在这个国家的另一边上大学，而且我们之间的交流也很少。

关于"在与朋友的关系上有点保守"和在国内另一边有一个她很少联系的男朋友的描述，可以看作是桑德拉的一种社交模式。她描述自己可以有更为亲密的关系，但同时可以在情感和物理距离上让自己保持在一个非常安全的距离。

一些探讨女性孤独症的作者将这种情况称为"伪装"，即故意掩饰或代偿他们的孤独症特征。桑德拉通过描述她有一个离她很远的男朋友，既可以表现出像其他许多同龄女孩一样，与一个男孩有情感联系，同时也避免与男孩发生对她来说可能会更不舒服的关系，比如说性关系。

在我与她谈论早年上学的经历时，桑德拉说她喜欢学习，但在小学和中学期间"讨厌学校"，因为"我感觉我不是很适应。我尝试表现得很友好，但我讨厌每天花 7 个小时与那些并不真正了解我的人在一起"。她告诉我，在高中时期持续存在的对同学关系的不适应感导致她出现抑郁和焦虑，并开始服用抗抑郁药物以及进行心理治疗。她强调，她"讨厌"与"那些并不真正了解我的人"共度学校时光，这是她对情感距离的强烈表达，而她似乎并不急于拉近这种距离。她在高中时期的大部分时间穿着哥特式服装，这是另一种与同学保持距离的方式。

桑德拉的陈述也引人注目："我想成为一名兽医技师，因为相比于人，我更喜欢动物。"天宝·葛兰汀，一位女性孤独症 / 阿斯伯格综合征人士，大量描述了她与动物的亲密感，具体描述在本书第一章中有所提及。她的事业是建立在对动物的同理共情能力上的，因为动物表现出孤独症的许多特征。她的作品《我们为什么不说话》（*Animals in Translation*）（Grandin and Johnson，2005）详细阐述了这些联系。桑德拉关于她"相比于人，我更喜欢动物"的说法，既可以认为是她在与他人相处中难以感到舒适，同时也说明了她在与动物交往时感到更为安全和舒适，情感更容易表达，而不像在人类社交中那样，经常出现复杂的情况，特别是在青春期和成年早期。

在高中时，桑德拉在动物安全庇护所做志愿工作。她谈到自己是多么喜欢照料动物，锻炼、喂食、洗澡，以及给它们刷牙。她骄傲地提到她特别喜欢与她照顾的动物进行交谈和互动，这些动物会对她的照料给予情感上的反馈信号。

桑德拉似乎与大部分情感生活完全"隔离"了。描述桑德拉割伤自己的心理医生引述了桑德拉告诉她的话，即割伤自己时带来的痛苦"比什么都感受不到要好，这就是我一直以来的感受"。桑德拉在评论中补充说，割伤"不是因为我想自杀"。显然，当时的自我切割是一种让自己沉浸在情感中的方式，而这样的情感她通常难以体会，至少在生命的那个时期是这样的。

然而，有一次桑德拉确实在家中过量服用药柜里的处方药，企图自杀。事发前，她正在与主管争论在动物安全庇护所的工作。他向她提高了嗓门，她也向他提高了嗓门，随后她退出了争论。那天晚上的晚些时候，她服用了过量的处方药。她认为自己的生活不会再令人满意了，因为她已经切断了与动物的连接，而动物是她生活中获得满足的主要来源。这样做之后，她决定告诉她的母亲，这样她就可以得到必要的医疗照顾并生存下去。

在与桑德拉和她的母亲做总结时，我鼓励她们聚焦于帮助桑德拉改善书面表达，因为这干扰她获得本科学位，同时也是她寻求咨询的原因。我也解释说，能够在 ADHD 和强迫性障碍方面得到药物和心理治疗也非常有意义，这两者有助于改善她的写作困难和社交焦虑。在这个过程中，我提到她最终可能希望与治疗师合作，分析阿斯伯格综合征相关症状在她人际互动困难中可能扮演的角色。

在与桑德拉的咨询结束几天后，我收到了一封来自她妈妈的电子邮件：

> 桑德拉可能会自己写信跟您说。对于那篇她写的自己最喜欢拼字游戏的短文，您的评价仍然让她感到困惑。她觉得自己回答了问题。同时，她因为被拿来和父亲比较而感到痛苦，这让事情变得一团糟。

那篇文章的要求是只用 10 分钟写出你最喜欢的游戏，然后陈述你喜欢它的三个原因。在我与桑德拉和她的母亲的总结中，我曾解释说，她写的文章很有趣，但没有解释为什么拼字游戏是她最喜欢的。她只是简单地描述了这项游戏和其中的许多细节，应该怎么玩儿，却没有提到她喜欢这项游戏的任何原因。尽管她涵盖了一些关于游戏的有趣事实，但仍然得到了很低的分数。她的母亲当时提到，桑德拉的父亲在家庭中也总被认为说不到点儿上。显然，母亲已经忘记了是她提起的这件事。

在邮件中，我惊讶地发现，桑德拉仍然对她文章的评判感到不安。她的母亲写信给我，代表桑德拉要求我给出详细说明，这个事情很有趣，也很不寻常。我觉得这封信暗示了母女之间有一种有趣的连接，同时也提示桑德拉对批评非常敏感，而她的母亲却没有提出质疑。

（潘美蓉　译，程嘉　钱秋谨　校）

10

豪尔赫

  我的儿子自从 14 年前第一次被诊断出 ADHD 和阿斯伯格综合征以来，已经走过了很长的一段路。当时他很聪明，但在很多方面都还很不成熟。昨天他以大学计算机科学系的拔尖学生毕业，并且已经找到了一份专业领域内的工作。他需要很多支持，而且还有重要的问题需要解决，但是他的未来现在看起来更有希望了。

  在豪尔赫 8 岁时，他的父母带着他来找我进行第一次评估，他们已经分居了。他们当时正在准备离婚，希望我的报告能协助制定监护安排。父母双方都强调，他们为独生子感到骄傲。一年前，在给豪尔赫进行智商测试时，他取得了非常优异的成绩。做测试的心理医生写道：

    豪尔赫是一个智力整体非常优越的男孩……他存在严重的

感觉统合困难，同时也表现出有社交困难的迹象，而且对建立有效社交关系所需的技能认识有限。

豪尔赫早产了7周，出生体重4磅10盎司（译者注：约2098g）；在出生后的前两周，需要呼吸机和氧气辅助。从那以后，他发育得很好，但是需要应对多发的过敏和努力学会控制大小便；他被诊断为日间遗尿症和遗粪症，每天至少出现两次"事故"，但晚上还好。

我们第一次见面时，豪尔赫和他的母亲住在一起，一直接受母亲的家教。每个周末他和父亲一起度过，他与其他在家上学的孩子一起参加了音乐课和各种内容丰富的小团体活动，但他从未参加过任何正规学校的班级活动。

当我第一次与豪尔赫和他的母亲进行访谈时，他回答我的问题非常慢。他需要从他的母亲那里获得大量的提示，以回答一些简单的问题，比如他喜欢什么活动，以及他目前在家里的学习活动。在描述他在家的学习活动时，母亲指出，"只要你让他感兴趣"，他在每项科目中都表现良好。

当他的母亲谈及孩子的音乐课、圣经课和其他丰富多彩的活动时，豪尔赫会认同她所说的话，有时还会详细说明，但总的来说，他的表现远不如一个如此聪明的孩子该有的反应。他似乎很难进入谈话。

在与父亲的访谈中，豪尔赫对问题的回答非常少，就像与母亲访谈时一样。他承认当只和父亲在一起时，他经常与在音乐课中认识的其他男孩一起玩耍、约会或过夜。他的父亲报告说，豪尔赫从来没有主动尝试约一个朋友一起玩，但如果他们已经为他安排了这些活动，他会看起来很乐意并且很享受这些活动。

豪尔赫的父亲说，他非常担心儿子的不成熟，不仅因为他无法像同龄人一样管理大小便，也因为他无法做很多其他这个年龄段的男孩可以做的事情，比如安全地过马路，做错事或犯了错误时能承认错误，或者在不作弊的情况下玩棋盘游戏。

在我评估的一年前，对豪尔赫进行评估的临床心理医生曾这样描述他：

> 一个非常有吸引力、发育良好的 8 岁男孩，他非常有好奇心，富有想象力……他受到注意力和专注力的困扰，特别是面对那些对他来说更具挑战性的任务时，如书面表达和精细运动任务。他的注意力每次只高度集中在一个任务上，很难切换认知设置，或者根据内部或外部线索转移注意力。相比于与同龄人交往，他更容易与成人产生联系……他在社交情感和自我照顾技能方面存在的困难干扰了他参与群体活动、同伴关系和正常的课堂。

心理医生诊断豪尔赫有 ADHD（注意缺陷为主型），同时存在遗尿症和遗粪症。

为了评估豪尔赫目前在阅读、数学和书面表达方面的成绩水平，我对他进行了韦氏个人成就测试（WIAT-Ⅱ）。他的阅读和数学成绩超过了 99% 的同龄人，书面表达得分在平均范围内，低于 55% 的同龄人。这种书面表达的相对薄弱并不奇怪。许多有 ADHD 的学生在书面表达方面存在困难，因为他们很难把想法写成句子，而且相比阅读，段落的书写对执行功能的要求更高。伯宁格和理查德描述了为何"写作比阅读需要更多执行过程"：

> 阅读的控制过程不像执行过程那样繁重。执行过程包括产生想法和设定目标，将这些想法转化成文本，转录文本，审查和修正文本，并且修改文本……直到成为最终的书面作品。
>
> （Berninger and Richards，2007，第 174、187 页）

在我给豪尔赫做测试的整个过程中，他表现出在保持注意力和专注力方面持续存在困难。他经常在被问到一个问题后就走神了，一直心不在焉，直到我明确叫他回到任务中。许多问题需要重复向豪尔赫说明，因为在首次提问时，他经常不够专心。这不仅发生在更复杂的任务上，也发生在非常简单直接的任务上，比如在词汇分测验中一次定义一个单词。他在回答问题时也极其缓慢，比大多数孩子的回答要慢得多。豪尔赫在测试中的综合成绩没有充分反映他的实际能力，但清晰地显示了他慢性的、严重的注意力问题。

我的诊断印象与之前的心理医生一致，即重度 ADHD，以及日间遗尿症和遗粪症。我同时诊断他有阿斯伯格综合征。我主要的建议是给予豪尔赫适当的药物以减轻 ADHD 症状。我同时也指出这种兴奋剂类药物治疗可能对豪尔赫控制大小便更有帮助。我建议使用阿得拉缓释剂（extended-release Adderall），并且使用速释剂加强治疗，来帮助他在下午完成家庭作业。

虽然父母都认同豪尔赫存在与 ADHD 相关的严重障碍，但他们对于尝试药物治疗 ADHD 的建议有不同意见。他的母亲强烈反对任何药物治疗，因为她认为药物治疗可能会使他的情感变得迟钝，个性发生明显改变。尽管我以及另外两名经验丰富的参与评估和护理孩子的精神卫生专业人员都向她提供了（有关药物治疗的）相反的事实信息，但她对药物治疗的抗拒心理却持续存在。

由于豪尔赫的父亲支持豪尔赫接受药物治疗，法院指定律师成为豪尔赫的代理人来处理这个争论激烈的问题。最终这件事情被提交给处理父母离婚官司的法官。法官要求实施药物治疗，并要求母亲按儿科医生的处方执行药物治疗方案。很快药物治疗产生了积极的结果。这不仅引起了豪尔赫和他父亲的注意，最终他的母亲也认可这种药物是有帮助的，并且没有出现她担心的不良反应。同时，豪尔赫也完全控制了他的遗尿症和遗粪症。在离婚后的解决方案中，豪尔赫每周与父母分别在一起的时间相等，他的母亲继续在家教他，直到他完成七年级。

豪尔赫随后在八年级时就读于一所小型私立学校。那一年他顺利完成了学业，之后在附近的一所私立大学预科学校读了九年级，该学校为学生提供小班教学和强有力的支持。在那里就读的四年，他的学业成绩都非常好。他喜欢在学校的乐队里演奏打击乐器，同时也参加了机器人俱乐部。在那些年里，豪尔赫在当地心理治疗师和医生那里进行随访，同时与我间断性地通过 Skype 进行心理治疗。他和他的父亲也会偶尔到我这里来进行面对面的随访。

在他 17 岁时，豪尔赫和他的父亲一起来找我进行重新评估。当时，他们开始考虑豪尔赫高中毕业后采用什么样的规划比较合适。韦氏测试 -Ⅳ（WAIS-Ⅳ）的结果表明，豪尔赫在言语理解和工作记忆方面的得分仍然处于 95% 以上的超常范围，视空间推理得分处于平均范围，加工速度得分低于平均范围。WIAT-Ⅲ 的学业成就得分显示，他在数学、书面表达和口语方面处于领先水平，阅读理解得分接近平均范围低限。

当时，豪尔赫已经成功地完成了几门大学预修（AP）课程。在一个私人导师的支持以及延长考试时间的帮助下，他在所有的学业课程中都做得相当不错；延长考试时间可以弥补他加工速度慢的不足。当时他所有的成绩都是 A。他的老师们这样评价：

- "豪尔赫头脑敏捷，他能够很容易地把自然规则和特定的物理事件联系起来。"
- "他的数学能力是一流的，在微积分学习上开了个好头。"
- "豪尔赫在微观经济学的各个方面都表现出色……他的图表不是非常整洁，但都是准确的。"
- "豪尔赫在英语课堂上提供的内容恰当、灵活，并加深了我们对当前主题的理解。同样，他的写作也越来越老练。"

为了评估豪尔赫在社会交往方面的长处和困难，我邀请豪尔赫以及他的父母、家庭教师和两位老师来完成社交反应量表（SRS-2）。结果清楚地表明，豪尔赫在社交认知、社交沟通和局限性兴趣方面存在持续性的困难。结果显示"社交功能缺陷具有临床意义，对日常社交互动产生实质性干扰。此类分数在中度孤独症谱系障碍个体中很典型"。我同样要求豪尔赫采用 SRS-2 进行自评。结果与他父亲和老师评估的结果相同。他的诚实和自我觉察让人印象深刻。

在那个时候，豪尔赫已经逐渐与他的母亲保持相当的距离了。他觉得她控制过度、侵入性强。他仍然与她保持着定期联系，但他们的交流比同年龄段大多数青少年与父母的交流要少得多。他与父亲的交流更频繁，但主要内容是围绕规划以及提醒要完成的任务。豪尔赫很少对他的父母表现出任何公开的情感，虽然他在许多方面仍然相当依赖他们。

在评估结束时，豪尔赫和他的父母让我准备一份需要关注事宜的清单，以供他们在计划豪尔赫去大学时参考。在我的回应中，首先对豪尔赫近年来在学校生活和学业成长方面取得的令人印象深刻的进步进行了简要陈述。然后，我建议他们在规划中学后教育的时候做以下考虑：

1. 为完成他的功课，相比同龄人，豪尔赫目前在日常生活中更依赖他的父母、导师和老师。他显然需要大量的支持来跟踪他对时间和工作的分配与组织。对于豪尔赫个人非常感兴趣的任务，他可以紧张而富有成效地工作，但他仍然需要大量来自成人的鼓励和持续的压力来启动和完成他目前不感兴趣的任务。

2. 在与同伴社交的能力方面，豪尔赫已经取得了一定的进步，但是他与同龄人的社交大部分是在小班里完成的。他目前所在的学校大部分班级只有 8 名学生，最多 17 名学生。他似乎没有在学校或其他成人组织的活动之外与同龄人进行社交活动的动机。即使是在学校、由成人监督的小组讨论等活动中，豪尔赫也报告说他很不耐烦或居高临下，有时会显得傲慢自大。

3. 当不参与由成人监督的结构化活动时，豪尔赫喜欢玩电子游戏。他喜欢这种活动，但他需要来自父母的定期监督，以防花费太长时间玩游戏，而没有时间做学校的功课。

4. 豪尔赫现在服用着几种药物，这些药物对于支持他的适应性功能和健康非常重要。他的父亲曾表达过担忧。他担心豪尔赫在没有人和他住在一起并提醒他服药的时候是否会主动服药。

5. 豪尔赫曾说过自己很难从一种活动转换到另一种活动，特别是当他正在从事自己喜欢的活动时。如果在无人监督的情况下生活，他很难准时去上课。

6. 豪尔赫目前在学校的动机之一是为了让老师们满意，这样他就能得到良好的反馈。但在大多数的中学后教育环境中，班级要比豪尔赫目前的学校大得多，因此获得个性化关注的机会要少，而目前正是这种个性化关注激励着豪尔赫。

7. 豪尔赫的父亲已经告诉他，为了去任何远离他父母的学校，他需要在一年中通过以下方式证明自己已做好准备：①按时完成所有的家庭作业；②充分管理他的个人卫生（例如每日冲澡、使用除臭剂等）；③充分管理他的日常医疗保健品和药物（例如 ADHD 和消化系统的药物）。在与我讨论这些规定时，豪尔赫明确地说，他不确定自己是否能满足上述最低要求。

8. 豪尔赫在从他人的期待角度去调整自己的态度和行为方面存在很大的困难。他倾向于只从自己的角度来看待许多情况，在充分考虑他人（包括老师和同学）的观点、需求和要求方面，他似乎有很大的困难。

对于大多数离开家去上大学的学生来说，以上所有的担心都是棘手的。之所以在这里列出来，是因为有相当多的证据表明，尽管豪尔赫已经取得了进步，但与大多数同龄伙伴相比，在面对这些潜在的困难时他更加脆弱，甚至可能严重影响他在大学生活中的功能。

在考虑了这些顾虑之后，豪尔赫和他的父母决定，他们将设法安排父亲搬到豪尔赫要上的大学附近居住，这样他就可以为豪尔赫提供一个和家长居住、获得长辈支持的住所，至少在本科第一年是这样。豪尔赫完全同意这个计划，表情略微放松。幸运的是，他父亲的工作单位允许他搬迁，并且只需要偶尔有几次短暂的出差就可以了。

在豪尔赫高中毕业之前，他的高绩点和 SAT 成绩使他获得了几所大学的录取通知，这些大学都拥有强大的计算机科学专业，这正是他想进入的专业。他接受了一所拥有非常强大的计算机科学专业的大学录取。不久之后，他的父亲就在那个大学所在的城市租房了。

与此同时，豪尔赫对升入大学越来越焦虑、情绪化，并且烦躁不安。他循规蹈矩，不喜欢改变生活日程和环境。一位当时会诊过豪尔赫的精神病医生建议维持正在进行的兴奋剂类药物治疗，同时也开出了抗精神病药阿立哌唑（Abilify），以治疗目前的情绪化和强烈的易激惹表现。治疗相当有帮助，豪尔赫在搬家之后仍维持服药。唯一的问题是，药物让豪尔赫的食欲大增、体重增加。最终，阿立哌唑被替换为盐酮鲁拉西酮（罗舒达，Latuda），协同饮食计划，豪尔赫的体重得到控制。

住到新的两居室公寓后，豪尔赫的父亲就安排雇用了两名年轻的该大学的女研究生，她们正在学习成为语言治疗师。她们受雇后每天轮流到公寓 2 ~ 3 个小时，帮助豪尔赫维持自己的学习计划、按时上课，并保持足够的日常自我照顾。她们还偶尔带他去杂货店购物或郊游，其间她们帮助他提高会话技巧。豪尔赫和她们相处得非常好，当他的父亲偶尔需要出差时，她们也一直为他提供支持。

在父亲和两名研究生的支持下，豪尔赫很快适应了学业，不久就被公认为计算机专业的优秀学生。在我们偶尔通过 Skype 进行的治疗中，豪尔赫报告说，自己能够解决他所在部门的教职员工通常难以解决的问题，这给他们留下了深刻的印象。在夏季课程中，他们付钱给他来协助教研组的项目。

豪尔赫通常很闭塞，很少直接与同龄人交往。在研究生的帮助和催促下，他逐步能按时上课，跟进他的学业。在每天的大部分时间里，当他不在班级或者做作业时，他会花很多时间玩电子游戏。除了上课，他很少离开住所。他通常在他的公寓里吃东西，吃他点好的外卖；偶尔他会同意和父亲一起吃饭。他每周出去一次参加一个玩魔术的小组聚会（一个基于卡牌的角色扮演幻想聚会）。

在父亲节那天早上，豪尔赫向父亲建议一起吃晚饭，这令他的父亲感到惊喜。当他的父亲回家吃晚饭时，豪尔赫声称他很晚才吃午饭，因为吃得太饱而不能按计划吃晚饭。几天后，当我在 Skype 访谈上和豪尔赫讨论这个问题时，他似乎忘记了他父亲的失望。当我们讨论这个问题时，豪尔赫认识到他的父亲为他做了很多事，也认识到尽快带父亲一起吃晚饭是个好主意，但他表示，他不确定自己是否会记得这样做。

在同一次访谈中，豪尔赫报告说，他最近和一个朋友飞往一个遥远的城市去参加为期数天的电子游戏锦标赛。他说，那次旅行他很高兴，但和朋友在锦标赛待了几天后，他开始对和别人如此稳定地待在一起感到厌倦，需要一两个星期才能从由此产生的疲劳中恢复过来。密集的社交互动对他来说并不容易，即使是从事他喜欢的活动也是如此。相当多的阿斯伯格综合征个体因持续的社交互动而出现类似的反应性疲劳。

豪尔赫以荣誉学士学位毕业；他是全系顶尖的学生，他和他的父亲都为这一成就感到相当骄傲，而且他毕业后马上就要开始工作了。在讨论这个问题时，他提到他仍然有其他的目标。为了成为一名数据分析员，他想获得更多的资质认证，要努力让自己走出家门，增加与他人的交往。他还指出，他渴望找到一个女孩，最终有可能与之发展一段关系。

豪尔赫的父亲急切地想帮助儿子准备新的工作，这是儿子第一次就业的经历。他带豪尔赫买了几条合身的卡其色休闲裤和几件带领的衬衫，并找理发师修剪了他蓬乱的头发，同时还剃了胡子，豪尔赫很少费心为自己做这些事情。他非常关心细节，诸如豪尔赫对个人卫生（例如定期使用除臭剂）的长期忽视。他还担心豪尔赫从前经常忽视按时上课的习惯，这会让他经常上班迟到。作为一名商人，豪尔赫的父亲非常清楚，对于新员工来说，不注重这些细节有时可能会导致新的工作难以开展。豪尔赫对此很恼怒，他认为忙于软件工程的人根本不会在意这些微不足道的事情。

事实证明，豪尔赫得到了雇主非常积极的反馈，因为他非常了解他们的项目，并提出有用的建议来改善他们的系统。然而，他每天下班回家后，便独自在房间里玩电子游戏。他点了外卖食品，独自吃饭，即便他的父亲也在公寓里，他也不说话。偶尔，他跟我讲起他打算如何出去重新加入他以前参加过的魔术小组，但他实际上并没有参加。他会从午后一直玩电子游戏，直到后半夜。看来，尽管他的工作主要是在电脑前工作，很少与人交流，但在工作一整天后，他似乎没有什么兴趣或者动力与他人互动，包括和他住在同一间公寓里面的父亲。

更多关于豪尔赫的反思

应该认识到，大多数家庭没有足够的经济实力或职业灵活性来像豪尔赫的家庭一样提供资源。 他的父亲和兼职人员为他提供时间计划和支持，帮助他起床出门、走向班级、完成家庭作业，而不是沉浸于游戏中，所以豪尔赫才能取得引人瞩目的成就。他不仅完成了大学学位课程，而且毕业成绩在班级名列前茅，很快开始了一份全职工作，并且表现得非常出色。目前，他依然在社交方面相当孤立，但不清楚他能否或是否愿意逐步增加与同事、家庭成员或其他人的互动。

然而，在这个案例中，最令人关注的是豪尔赫自从和父亲一起住之后，就一直与母亲疏远，而且他也一直与父亲疏远。从豪尔赫出生到八年级，他的母亲一直都把大量时间和精力投入到家庭教育和照料中，直到他和父亲接触的时间开始增多为止。在豪尔赫离开家去上大学时，他偶尔会和母亲打电话，但远远达不到大多数大学生能做到的频率。豪尔赫并不敌视他的母亲，但他很少表现出对母亲的情感投入。

豪尔赫与父亲的互动更加频繁，因为他们同住一套公寓，但他们的大部分互动似乎都发生在父亲提醒儿子要做的事情时，很少有一起吃饭、购物或看电视的情况。本章前面曾提及，豪尔赫提出要和父亲一起出去吃晚饭庆祝父亲节，结果他很晚才吃了午餐，然后简单地告诉父亲他不饿了。这一段描述是很令人痛心的例子，豪尔赫对父亲做的很多事情怀有感激之情，但随后他忘记了用行动表达他的感激之情。

当他突然告诉父亲他令人惊喜的感激举动已经被遗忘，而且不会改期时，豪尔赫并没有感受到他父亲的失望。这个例子说明与许多存在阿斯伯格综合征的人一样，豪尔赫在他人没有明确表达情绪时，预测或理解他人情绪的能力是相当有限的。对于豪尔赫的父亲来说，那次经历有点像父母对着孤独症婴儿微笑但没有得到回报的经历。那次事件之后，豪尔赫的父亲对我说："他根本不在乎我，我知道。他从来没有在意过，不管我为他做什么。事情就是这样。"

在 2002 年出版的《阿斯伯格综合征父母指南》（*A Parent's Guide to Asperger Syndrome*）一书中，奥佐诺夫、道森和麦克帕特兰指出：

> 在非常冷漠的、没有言语的典型孤独症儿童中，互惠困难是显而易见的。在高功能的儿童和青少年中……互惠问题可能会更加微妙。父母经常描述他们感到与孩子的互动交往是单方向的。有时候父母觉得只有他们承载整个关系、给予支持和脚手架式的互动，才能建立有意义的连接。如果他们不开启对话或者问一些具体的问题，孩子可能没什么想说的，或者完全沉浸在自己的世界里……不太关注父母，或通过改变自己的行为以回应父母的言行。

（Ozonoff et al.，2002，第 185 页）

尽管豪尔赫的父亲在这件事上（以及其他许多事情上）的沮丧感很容易让人理解，但我听到豪尔赫的描述后产生的印象是：与其说他对父亲的照顾没有任何感激之情，倒不如说他似乎因为体会到了对父亲的某种感激之情，所以建议与父亲共进晚餐以庆祝父亲节。但他无法认识到这个举动对父亲来说有多重要。他没有意识到他父亲很高兴受到邀请，他当然也不能想象当这一提议没有执行的时候父亲所体验到的失望和伤心。这是在本书第 7 章和第 15 章中描述的西蒙·巴伦-科恩有关于"心盲"概念的一个例子，这是许多阿斯伯格综合征人士的特点。

然而，在这种情况下，非常重要且需要时刻谨记的是，这个问题不单单是由于孩子的缺陷。父母在向他们存在社交情感障碍的儿子或女儿示范表达情感的能力方面是有差异的，在帮助孩子识别自己和周围人的情绪方面也有差异。阿斯伯格综合征有明显的遗传性，它往往像 ADHD 一样在家庭代际间传递。

如果社交情感障碍儿童的父母自身也有某种程度的该领域受损，那么在孩子的儿童期和青春期，父母可能很难指导孩子识别本书第16章中描述的所谓"隐藏的社会密码"。如果父母自己也遗传了类似的缺陷，则这类父母无需责怪孩子的先天缺陷，也不应责怪自己在帮助孩子弥补社交情感缺陷时的局限性。

奥佐诺夫、道森和麦克帕特兰描述了孤独症或阿斯伯格综合征人士家庭的各种特征，特别是在言语和社交能力方面的特征：

> 孤独症人士的亲属中出现言语迟缓、构音困难、学习困难、社交困难和社交焦虑的比率较高，比其他疾病患者（如唐氏综合征患者）的家庭更常见。研究表明，上述障碍出现在10%～20%的孤独症人士的兄弟姐妹中，通常父母也会有相关障碍……孤独症和阿斯伯格综合征个体的优势也可以在他们的家庭成员中体现。其父母和兄弟姐妹经常有与孤独症谱系障碍个体相似的天赋或者兴趣爱好。
>
> （Ozonoff et al.，2002，第67页）

这些作者借鉴了西蒙·巴伦-科恩的研究（详见本书第15章），他们证明孤独症或者阿斯伯格综合征孩子的父母比其他孩子的父母更倾向于成为工程师、物理学家或数学家，并且可能比大多数其他父母更精通解决技术问题，但也不像其他父母那样精通一些社交技巧，如解读面部表情。

关于这个主题，奥佐诺夫及其同事总结了以下相关遗传信息：

> 在孤独症谱系障碍人士家庭成员间传递的信息并不是孤独症谱系障碍本身，而是一种独特的思考、与外界关联以及对世界做出反应的方式，它既具有局限性，又具有优势。
>
> （Ozonoff et al.，2002，第68页）

当试图了解阿斯伯格综合征或其他孤独症谱系障碍个体及其父母（或其他任何人）时，不仅要注意他们可能遗传和表现出的障碍，还要注意家系中可能存在的优势。

（潘美蓉　译，程嘉　钱秋谨　校）

第四部分

成年人

11

理查德

我以全班第一的成绩毕业，然后被一家大型律师事务所聘用。我感觉很好，但出于一些不明原因，他们不到一年就解雇了我。后来，我在另一家律师事务所找到了一份工作，但再次被解雇，理由是我没能按时完成一些项目，且没有和我的督导充分沟通。我和我的女朋友同居多年。她说我很聪明，工作也很努力，但总是难以设身处地为别人着想。现在，我正在尝试寻找一份新的工作，但这绝非易事。

理查德第一次进入我的咨询室时，他的打扮很正式，穿着西装，系着领带。他提着一个优雅的皮革公文包，取出一份正式的简历递给我，简历上总结了他的教育和工作经历。然后，他自我介绍说，他以全班第一的成绩毕业于一所竞争激烈的大学和同样竞争激烈的法学院，并通过了律师考试。然后理查德看着地板，低声说，在过去的两年中，他曾受雇于两家不同的律师事务所，但是都在不足一年的时间里被解雇。理查德说，他曾经被诊断为 ADHD，并且一直服药治疗。他还告诉我，他认为自己在律师事务所工作失败可能不仅仅由于 ADHD，他期望我能在他尝试寻找新工作之前帮他发现"更多问题"。我问理查德，他认为他的同事和朋友会如何评价他。他回答说：

> 在工作场合很严肃，工作努力，动作很快，有时会冲动，不够守时，在法律项目中特别投入，很难结束研究从而完成项目，在工作场合从来不社交，不在工作中表达愤怒，不会共情。

理查德由女友莎拉陪同，他们一起生活了很多年。我问莎拉，她会如何形容理查德，她回答说："非常聪明，不稳定，脾气暴躁，容易被惹恼，但往往不会真正愤怒。有时忘记事情的要点，言过其实。经常迟到。我们第一次约会他就迟到了 30 分钟。"为了提供更多的个人信息，理查德递给我一份十年前的心理评估报告。该报告指出，理查德在韦氏成人智力测试中的得分非常高，言语理解位于第 99 百分位。写这份报告的心理医生指出：

> ［理查德］形容自己"注意力分散、混乱、健忘"。他说，他总是丢东西、错过约会、忘记付账单。他常常觉得自己的课堂作业"毫无意义"并且"达不到他的能力水平"，他认为这是一个问题。他从小就被父母和老师称赞"特别优秀"，"被公认是一个非常聪明的人"。现在"由于我的态度"以及无法持续努力，他感到自己无法完成任何事情。他拖延，然后不知所措、落后于人。他"只有在非常感兴趣的情况下"才能集中精力，可是他总是参与许多活动，而无法完全专注于其中任何一项。

根据评估结果，理查德被诊断为 ADHD 混合型，开始服用兴奋剂药物，并且他在我们诊所评估期间也在持续服药。

我使用布朗执行功能／注意力评定量表评估 ADHD 对理查德造成损害的严重程度。我们汇总了理查德和莎拉独立评分的结果，这些评分表明，尽管理查德目前仍在服用 ADHD 药物，他在 ADHD 相关的执行功能的六大维度上均严重受损。理查德在言语记忆测试中的表现进一步证明，ADHD 对他造成了显著的损害：他的得分处于第 16 百分位，低于 84% 的同龄人得分。这些指标均提示严重而持续的执行功能损害，而理查德能在竞争激烈的大学和法学院取得优异成绩，这一点十分惊人。

为更多地了解理查德的社交功能，我使用第 2 版社交反应量表对他进行评估，同时请莎拉单独评分，了解她对理查德社会功能的看法。理查德自我报告得分处于中等范围，表明他"社交功能缺陷具有临床意义，对日常社交互动产生实质性干扰"。

在与理查德和莎拉分享社交反应量表的结果前，我请理查德描述他被两家律师事务所解雇的原因。为了回答这个问题，他交给我一份报告的复印件，这份报告是由一家律师事务所提供的，总结了与他共事过的督导对他的评价。这些督导的意见并不一致。其中一位写道："理查德是一位非常有才华的法律分析师，擅长调查和探究法律论据。"另一位写道："理查德是一位热情且强大的文书撰写者，他对项目的付出在他的文书中清晰可见……他在会议中热情表现，但如果他……愿意花时间倾听他人的意见，那将成为助力。"

另一位合伙人写道："理查德非常愿意为完成任务付出努力，但是他在接受指导或反馈方面做得不好……当我表达自己的挫败感时，他表现得过度防御了。"还有一位合伙人写道：

> 理查德很难在截止日期前完成任务，而且通常投入的时间远远超过预期时间……在我分配给他的项目上，他没有参考别

人的工作进展。他似乎想对所有事情都亲力亲为一遍……我认为这些努力毫无价值。

对上述评价的简要总结如下：

> 有些人指出，理查德在团体会议发言前应该对自己的观点深思熟虑，需要广泛听取其他人的意见。有些人还评价理查德会错过任务的截止日期，不能高效利用团队的前期工作基础。

看完这些评价，我询问理查德能否举几个让督导们做出上述评价的具体事例。第一个例子表明他很难给自己在社会等级中定位。理查德告诉我，当他还是一名高级法官的初级书记员时，他直截了当地批评了那位法官将某一被告宣判入狱的判决。尽管这位法官并没有说什么，但理查德发现他的情绪立刻变得低沉，于是他才意识到自己刚刚说错话了。

理查德讲述了另一个事例：一位督导要求他准备案件调研总结和前期判决材料。督导告诉理查德，他需要一份书面材料，几天后与客户面谈时会用到。理查德在这个案件上花费了大量时间，一直准备到要与客户会面的那一刻。在会面时间开始后30分钟，理查德才带着材料到场，也没有提前告知督导他可能会迟到。直到事后回想时，理查德才意识到，他让督导和客户陷入了尴尬的境地，而他应该尽早联系督导寻求帮助，以确保按时完成项目。

在对该事件的进一步讨论中，理查德承认，他一直专注于把所有可能相关的信息都纳入到材料中，根本没有考虑督导对迟到的感受，无论这份材料有多全面。在回答进一步的提问时，理查德发现，他在写东西时经常过分追求完美和面面俱到，他总是无法有效区分哪些信息是相关的、值得纳入的，哪些信息是不太相关的、应该被忽略的。

　　当我们对理查德的初始访谈进行总结时，我告诉他，他显然符合 ADHD 的诊断标准，而他目前服用的药物似乎不足以解决这些问题。我还提到，他的猜测是正确的，他在律师事务所遇到的困难不单纯是 ADHD 造成的。督导的评价以及理查德自身的体验都表明，在每个事务所，他都有时候会忽略同事和领导的观点、感受及需求。理查德和莎拉在社交反应量表（SRS-2）中的回答也提示，他在社交方面存在明显的问题。我认为，除了 ADHD，理查德还一直在与阿斯伯格综合征做斗争。此外，他在写作过程中表现出的过分完美主义和面面俱到体现了一些强迫症的特征。我对这几点做了简要解释。

　　起初，理查德对这两个他以前从未听过的诊断表示担忧。但是，经过深思熟虑之后，理查德回答："我想了解更多有关阿斯伯格综合征和强迫症的知识。我从来都不了解这两种障碍。我似乎有这些障碍的特点，而且每个问题都对我造成了很大的影响，远不止我在律师事务所遇到的麻烦。"

　　在结束第一次咨询之前，我们回顾了上一家诊所两年前开的处方药。该诊所的医生诊断心境障碍，开具的处方为每日 200 mg 的拉莫三嗪（Lamictal）。我对理查德的评估并未发现心境障碍的证据，但是因为理查德反馈说拉莫三嗪有助于改善他的情绪，而且选择性 5- 羟色胺再摄取抑制剂（SSRI）类药物和安非他酮（Buproprion）都有无法耐受的副作用，于是我们决定让他继续服用拉莫三嗪。

　　针对 ADHD，理查德每天早上服用甲磺酸利地美（Vyvanse）60 mg。药物改善了他的注意力，但是对他的警觉性帮助不大。我们决定让他继续服用甲磺酸利地美，同时加用阿得拉（Adderall）速释片 10 mg，每日 3 次。为了缓解过度强迫和焦虑症状，理查德还服用阿立哌唑（Aripiprazole）2 mg，每日 1 次。我们延用该药，并加量至 2 mg，每日 2 次。虽然我们的诊所为理查德开了这些药，我同时也告诉他，仅仅依靠药物不足以帮助他解决当前所面临的问题。我强调，为了解决他的问题，特别是由阿斯伯格综合征带来的障碍，他还需要一些心理治疗。他同意了。

在我们下一次治疗开始的时候，理查德告诉我，他一直在思考有关阿斯伯格综合征这一诊断，并且意识到这些问题在他身上已经存在很久了。他说：

> 我做文员的时候，同一个办公室还有另外两名文员。她们都是女性，非常严格，遵守规则。我认为她们不够聪明，所以我从来不想了解她们。有几个早上，我迟到了 10 ～ 15 分钟，她们向领导汇报，领导是一名时间观念很强的法官。从那时起，我再没和她们说过话。我和那位法官的秘书也鲜有交流，因为她经常和另外两名文员聊天。
>
> 当那份文员工作接近尾声时，我才知道，那位秘书曾接过一个找我的电话，对方打算聘请我到新的职位，打电话要一份推荐信。那位秘书没有让法官接电话。她居然对来电者说："他和其他人相处得不怎么样，不要雇用他！"我想，这个例子充分证明了被忽视的小小的社交问题是如何导致了不可预见的损失。

理查德说，他还思考了阿斯伯格综合征对他和莎拉关系的影响。他描述道，莎拉通常在下午 6 点左右下班回到家，饥肠辘辘，但是他自己在那个时间通常不怎么饿，因为他午饭吃得比较晚：

> 所以通常我们会把晚饭推迟到晚上 7:30 或更晚。我总是不断忽略她的饥饿和疲倦。而且，每周至少有一次我会自己出去吃，尤其是当我感到被激怒的时候。我以前从来没有意识到，我对莎拉一直不够体贴。

另一个例子是，我经常在晚饭后就开始阅读，直到凌晨2点或3点。这就意味着，在莎拉入睡前我并没有留太多时间与她互动，因为她还需要早起上班。当时其实是她在养我们两个人，因为除了指导一对夫妇准备法律考试获得的微薄收入之外，我并没有太多收入。

我告诉理查德，他给出的这些例子表明，他总是沉迷于自己的兴趣和需求，对他人的需求和感受十分不敏感，即使是和他一起生活的这个女人。他同意我的说法并告诉我，过去一周他在读一本有关阿斯伯格综合征的书，作者提到，存在阿斯伯格综合征的人会失去自己希望维系的伴侣关系，因为他们无法足够关注伴侣的需求。

理查德提到那本书上的一个例子：一位未确诊的阿斯伯格综合征男士，他深爱的女人离开了他，他感到十分震惊，因为他从来没有发现任何迹象提示他们的关系有问题。理查德告诉我，他觉得有必要改善自己和莎拉的互动，这样他才能避免莎拉以相似的方式最终抛弃自己。

在下一次咨询开始时，理查德告诉我，他一直在思考自己能做些什么来改善他和莎拉的关系。我问他想到了什么主意。他告诉我，他或许应该尝试多挣一点钱，而不是靠莎拉独自承担两个人的经济负担。我问他正在为自己和莎拉的开支做出哪些贡献。

理查德说，他已经开始通过辅导备考 LAST 的大学生或备考法律委员会考试的法学生挣一些钱。但是，他希望只收几名学生，他认为自己在找工作时需要留至少一半时间撰写回忆录。我问他，他认为莎拉会怎么想，他仅承担彼此开支的一小部分，却要花更多的时间写回忆录，这通常是比他年长很多的人才会做的事。他说莎拉对此从来没有抱怨过，但是经过反思，他认为自己对莎拉或许并不公平。我建议他重新考虑事情的优先顺序，并且和莎拉谈一谈。同时，我问理查德，对于找工作这件事，他是怎么考虑的。他回答：

> 我在之前的两家律师事务所都是不到一年时间就被解雇了，我不知道自己是否还能找到一份律师事务所的工作。这个情况我肯定要告诉每一位可能的雇主。因为官方明文规定，任何一位律师在找工作时都必须公开自己全部的工作履历，包括没能顺利结束的工作。这意味着，我可能被视为一个尽管潜力很大，但是风险也很高的求职者。

我问理查德有没有其他选择。理查德说，他希望自己最终能回律师事务所工作。但是现阶段，他需要在一家公司找一份工作，开展法律调研，同时和那些内部法律顾问进行合作。在这些岗位上获得良好记录之后，他希望自己最终能够找到一份律师事务所的工作。他指出，他已经开始寻找类似的机会了。

几周后，理查德告诉我，他正在读一本书，有关完美主义，以及完美主义是如何导致拖延并进一步导致项目超时或无法完成的。由此，我们进一步讨论了理查德在律师事务所的经历，那时他对几个项目展开了深入调研，添加越来越多的数据和引证，其中很多是多余的，远远偏离了他们眼下关注的问题。理查德做这些事情时，觉得自己必须收集这么多信息，否则读者可能会指责他忽略了相关的信息。理查德现在开始意识到，他为涵盖所有可能的观点所付出的热情常常会干扰他，使他无法按时完成项目。

大约一个月后，理查德说他在一家大型企业找到一个工作机会。他参加了多次面试，最终被聘用。那是一个和他的兴趣非常相符的职位。

理查德开始为新的全职工作做准备。我们进行了多次会谈，从既往律师事务所的工作中汲取经验。我们主要讨论与未来可能雇用他的事务所的同事建立社交关系的重要性。我强调，他需要建立一个文档并进行维护，这很重要。在这份文档里，他需要对新近结识的人做简要的标注，包括对方的姓名、背景以及个性特征。这个练习的目的之一是鼓励他和别人打招呼，叫出对方的名字，尝试记住他们的性格特点和兴趣爱好，并尽可能和一小部分人发展并维系友谊。

我鼓励他从认识新同事和上司开始着手。对于那些有阿斯伯格综合征的人来说，通常有必要寻求同事和上司的评价与反馈，这不仅能够帮助他们改善工作内容和质量，还有助于发展人际互动，减少误解，并可能发展一些友谊。

更多关于理查德的反思

理查德的故事展示了这样一些人，他们的学业直到毕业都极其成功，但挣扎于从漫长的学生生涯向迥异的职业生涯的转变，面临求职和维持工作的困境。有些书和文章讲述了儿童如何在班级中和操场上，在与同伴的互动中，学习"隐藏的社会密码"。而学习处理这些内隐在职场中的社会密码将更具挑战。

在工作场合，总会涉及大大小小的，与同事、上司和领导之间的，非正式却复杂的社会等级，他们有不同的年龄、经验水平和特权，而这些仅仅有一部分可以从正式的组织形式中显露。当理查德发现另外两名实习生和办公室秘书讨厌他，并将他迟到的行为报告给领导时，他才了解这些。当理查德知道那个秘书阻碍了当前雇主向潜在的新雇主推荐他时，他更加痛苦地学习到这一点。

理查德在两家律师事务所里与前辈建立关系时存在困难，并最终被事务所解雇，这说明他很难意识到自己需要与前辈和上司发展好关系。在工作中与前辈建立良好关系是至关重要的，无论是在建筑工地做体力劳动者，在零售商店做销售员，在律师事务所做律师，还是在医院做住院医师。

丹尼尔·莱文森的《人生四季》(*Seasons of a Man's Life*)描述了一个年轻的职员在事业的初始阶段找到一位灵魂导师的必要性和复杂性。莱文森描述了灵魂导师的几个作用：

> 作为一名老师，他促进年轻人技能和智能的发展。作为一名担保人，他利用自己的影响力帮助年轻人融入新环境并发展、提升。作为一名领导者和引领者，他欢迎新人进入一个全新的职业和社交领域，向他介绍这个世界的价值观、规则、资源和人员安排……这位灵魂导师会是一个榜样，受到崇拜，并被效仿。他会在压力关头提供忠告和精神支持……他象征着父母和同伴的复合体，他总是兼具两者的特点，而绝非其中之一。
>
> （Levinson，1978，第 98—99 页）

对于一名尝试在新事业中立足的年轻人而言，和一位灵魂导师建立关系是非常有价值的，但并不是每个人都有机会接触到一位潜在的灵魂导师。而且，对于那些像理查德一样在管理自己的情绪和社交上存在困难的人而言，这将尤其困难。

理查德与两个律师事务所上司互动时遇到的困难，显然和他长期存在的障碍有关：很难注意到面部表情、语调、眼神接触等非言语交流的信息；"读心"能力十分薄弱，无法设身处地为领导和同事着想。有阿斯伯格综合征的人，无论他们如何精通学业，他们在社会交流和互动方面往往会面临困难。这些困难单靠药物治疗往往是不够的，虽然药物可能会减轻社交焦虑、缺乏耐心和冲动。

通常，支持性心理咨询或心理教育是必要的，在这些过程中可以对一些有问题的人际互动的具体案例进行汇报和讨论。讨论不应只是咨询师或心理治疗师倾听来访者的描述。最重要的是，治疗师要充分理解来访者的处境，同时引导来访者更好地理解他人的观点和顾虑。治疗师可以提供一些可行的社交策略和技巧，甚至是特定情境中的措辞，通常会有所帮助。费希尔、尤里和巴顿（Fisher, Ury and Patton，2011）合著的《谈判力》（*Getting to Yes*）中的适应原则可能为来访者提供一些资源。

（唐雅静　译，钱秋谨　程嘉　校）

12

洛蕾塔

　　我从竞争十分激烈的大学和竞争同样激烈的法学院毕业，通过了法律考试，并成为一名律师；但是，在与人建立社交关系上，我一直很失败。在工作或其他社交场合，周围的人通常会让我焦虑。我觉得其他人不能理解我，我也不能理解他们。我和一位男士交往过 4 年，但是我结束了那段关系，因为他总是对我失望透顶。我十分擅长工作，对自己很满意，不过我最近有些情绪低落。

洛蕾塔坐飞机横跨整个国家来到我们的诊所寻求咨询。她解释说，她刚刚度过了 40 岁生日，这激起她心中存在已久的感受——觉得自己活得十分失败。尽管她作为研究律师（research attorney），职业光鲜，收入可观，尽管她毕业于顶级大学和有声望的法学院，但洛蕾塔长久以来都觉得自己是个失败者。这次生日更加剧了这种感受。

我问洛蕾塔，她认为自己在哪些方面是失败的。她回答说：

> 我感觉自己在乐趣和人际关系方面是失败的。我总是深陷在日复一日的生活琐事中，很少找乐子。我是一个孤独者，沉默寡言，躲在角落。没有人懂我。或者，我只是不与人交往。我不再有很多朋友。我对自己感觉十分满意。但在和别人约会，保持社交方面，似乎很难。

对于她不再有很多朋友的说法，我问道，过去还有一些朋友的时候是什么样子。她提起，几年前和一位叫詹姆斯的男士交往，交往4年后与对方分手。她解释说，是她自己结束了这段关系，"因为，当他和我足够亲密，可以真正看清我时，他常常对我失望透顶"。

我问洛蕾塔，当詹姆斯更加了解她之后，是什么让他感到如此失望。她最初的反应令人疑惑。她说："大多数人都比我稳定。我对光和温度十分敏感。这些关系到我如何适应这个世界。"我进一步询问："在哪些方面更稳定？"她迟疑了一下，然后回答说：

> 我猜这不仅仅是光和温度的问题。他过去总是说，我似乎在两个人的亲密关系上摇摆不定。我猜他是对的。我希望和他结婚，但是同时，我又不想结婚。我总是摇摆不定。有时我想要亲密，而有时则想要远离。他对此感到沮丧，而我只是告诉他，最好结束这一切。

这个时候，我建议洛蕾塔多关注一下自己在谈论与詹姆斯之间的亲密问题的感受时说了些什么。我告诉她，她刚刚描述的内容听起来像是发生在她心里的一场战争——有时候想要和他更加亲密，然而另一些时候又想要推开他，如此不断切换。我希望她能多讲述一下上述变化是如何发生的。

洛蕾塔并没有和我谈论詹姆斯，而是讲述了和第一个亲密朋友之间的关系。那是一个叫里克的男孩，他们在高中一年级相识，整个高中生涯她都很依赖里克。洛蕾塔认为里克帮她理解了高中校园的大量信息，这些信息她自己难以独立理解。

> 我给你看过我6岁时的智商测试报告。我的智商得分处于第99百分位。但是，我和其他孩子的学习方式不同。进入高中后尤其明显。我经常不知道到底发生了什么！里克帮助我解释了这些概念，因此我能够理解老师讲解的内容，知道我们需要掌握的知识点。我需要花费大量时间来处理那些并不熟悉的信息。我常常需要有人帮助我解释那些复杂的，或者看似简单但陌生的口头信息或书面信息。里克会使用各式各样的概念、图表、图片或比喻来帮助我，将新知识点和旧知识联系起来。他凭直觉知道如何在我独特的视觉学习方式上加以帮助。

洛蕾塔的描述让人感觉她在高中时就像一个外国人，周围的老师和同学说着令她无法理解的语言，而里克是一个非常聪明的翻译，把那些令她迷惑的指导语转换成可以充分理解的术语，向她传递信息。

隐隐约约中，洛蕾塔发现里克不仅仅是她艰难学习过程中的好翻译。同时，他明显地对洛蕾塔表达了持久的、令人信服的尊重和照顾。很有可能，里克本人也对维持这段独特而强烈的关系感到满足。

洛蕾塔否认他们的关系中存在任何性的成分，但可以肯定的是，他们互有好感。她声称自己"总是很内向"，但显然有能力和里克建立人际连接。这种关系或许是柏拉图式的，但的确是相互的、强烈的。在此之前和之后，她没能与其他任何人建立过类似的关系。很显然，高中四年里，她努力维系着这段感情。

洛蕾塔以优异的成绩从高中毕业，她更加深刻地认识到自己在认知方面的优势，并深深感激里克帮助自己克服学习困难和ADHD

相关问题，并有效发挥自己优异的潜力。与里克分别是一件不容易的事。

高中毕业后，洛蕾塔进入一所竞争十分激烈的大学，她再也没有里克的陪伴和帮助了。起初，持续的执行功能问题和 ADHD 表现令她苦恼，这些问题在早年的学习生活中就折磨着她，但因为里克的稳定辅导而得以代偿。

然而，在大学里，洛蕾塔很快发现了一个应对 ADHD 相关障碍的重要的保护因素。与多数大学不同，洛蕾塔所在的大学在课程规划方面给予学生非常高的自由度，允许他们自由地选择自己感兴趣的课程，没有限制学生必须修完特定课程以达到毕业要求。

在洛蕾塔的学业生涯中，她第一次可以选择令她感兴趣的课程。她解释说："我可以选择那些非常有趣的老师开设的课程，而且我可以不选择早上的课程。"这和高中截然不同，那时她需要学习毫无吸引力的课程。这种可以按照自己的兴趣选择课程或教师的自由，为洛蕾塔这种有 ADHD 的人提供了一个理想的环境。

正如本书第 14 章所描述的，对于 ADHD 个体，当完成带有浓厚个人兴趣的任务时，无论其兴趣在于课程本身还是共同参与的教师或同伴，他们通常可以很好地运用自己的执行功能。洛蕾塔在全部大学课程中取得的学习成就为"ADHD 的核心谜团"提供了证据。

此外，避免早课对洛蕾塔十分重要，因为她一直存在调整警觉程度方面的困难。她通常凌晨 4 点入睡，中午起床，这样才能进入最佳状态。如果需要早晨 8 点或 9 点起床，她往往难以早睡，同时需要 4 个连续的闹钟叫醒她。

在大学，洛蕾塔发现了许多有吸引力的课程，多数都在下午开始。洛蕾塔可以学习到深夜，然后睡到中午以获得充足的睡眠，并保证在剩余时间高效工作。由于洛蕾塔可以灵活地选课并规划上课和睡觉的时间，她在大学四年功能发挥良好。不仅她的 GPA 达到

3.9 分，而且在小组讨论、与同学和教授积极互动方面都展现了能力。

本科学习结束时，洛蕾塔收到多名教授的推荐信，为她申请法学院提供了热情的帮助。其中一位教授写道：

> 洛蕾塔参加过我开设的本科课程。350 名学生里，她是最优秀的。更重要的是，她对课程展示了非同寻常的兴趣……她对社会的思考角度和世界观独到而清晰。看她辩论是十分享受的，我们可以感受到她聪明善辩、活力四射。

另一位教授将洛蕾塔描述为"一个非常高效的人"：

> 一旦着手做项目，她总能推动着完成项目，并且做得很好。她是一个能成事的人！……课堂上她的表现也很优异。例如，在有 16 名经过精挑细选的学生参加的小型本科生研讨会里，她更是出类拔萃……在挑战阅读材料的基本假设方面，她表现出非凡的能力，对讨论主题提出独特而深刻的评价；在寻找不同观点之间有意义的联系方面能力惊人，从全新的角度看待事物。

大学的优异成绩以及教授们令人印象深刻的评价，为洛蕾塔赢得了一所优秀的法学院的入学资格。然而，在我们的咨询中，她描述自己在法学院的困难时，她的措辞和在高中遇到里克之前的经历一样，"我不理解周围发生了什么"。她说："在法学院的学习和我的大学生活截然不同。"法学院使用苏格拉底式方法教学，洛蕾塔感到难以应对。她很难适应这种学习风格，这和她常用的学习新知识的方式截然相反。

洛蕾塔还描述了法学院里对她具有挑战性的其他方面："我必须上早课，所有课程都是已经设定好的，我无法选择自己喜欢的课程。我总是不敢提问，以免看起来像个傻子。"洛蕾塔在法学院过得很艰难，尤其是第一年，成绩远远低于高中和大学时。第一年，三门课得 C，三门课得 B，还有一门课刚及格。这和大学成绩相去甚远，远远低于自己的预期。尽管如此，因为卓越的言语理解能力和强烈的必胜信念，她还是在常规的 3 年时间里取得了法学学位。

从法学院毕业后，洛蕾塔就职于一家律师事务所，在那里，她很少联系客户。由于她研究能力强大，她受聘为一个庞大的律师团队分析和整理信息，该团队负责处理包括大公司在内的复杂法律事务。她非常擅长这项工作，但她几乎不与公司的其他律师来往。

在这个相对孤立的岗位上工作数月之后，洛蕾塔开始因持续存在的 ADHD 相关障碍逐渐出现挫败感，这些障碍不再因为他人（如像里克一样的人）的大力支持而减轻，也不再因与同事和导师合作完成有趣的项目（像在大学时一样）那样缓解。她越来越厌倦自己的工作。她艰难地让自己保持专注，调节信息处理速度，使用短期记忆——这些问题使她很难在阅读和写作时记住多种多样的句子、数字、事实或单词。

空闲时间，洛蕾塔重新燃起居家做艺术设计和装修的兴趣，为此她经常熬夜，然后在次日早晨规定的上班时间艰难地投入工作。她受邀加入公司里一个小型女性团体，偶尔聚在一起看戏剧或音乐剧。她有时也参加这些活动，但大部分时间还是独来独往。在描述自己社交不足时，洛蕾塔重复说"我对自己很满意"，却难以让人信服。

她还继续重复道：

> 我认为我的生活和工作都很失败。我不喜欢我的工作。我完成任务的速度很慢，往往拖到最后一分钟。我感觉压力越来越大，并且我吃得过多，过去一年我的体重增加了 50 磅（译者注：约 23 kg）。我读过你的书《被困住的聪慧》，我感觉自己有 ADHD 的问题，正如你所描述的那样。

初始访谈中，逐渐可以确定洛蕾塔有 ADHD。她在布朗执行功能/注意力评定量表中的得分处于"非常显著的 ADHD 相关损害"的范围。临床访谈提示洛蕾塔有持续性抑郁障碍,这是抑郁症的一种类型,它不会造成完全的日常生活失能,但会显著降低愉快感和热情,即便是对以前喜欢的活动。我使用了社交反应量表(SRS-2),不出意料地发现,洛蕾塔的得分表明"社交功能缺陷具有临床意义,对日常社交互动产生实质性干扰。此类分数在中度孤独症谱系障碍个体中十分典型"。

根据洛蕾塔对 SRS-2 中相关条目的回答,该评估准确识别出洛蕾塔具有孤独症谱系障碍的典型特征。然而,该量表无法识别她内心冲突的重要性,她渴望和他人更加亲近,同时有一种从亲密情感中退缩的需要。本章开头引用了洛蕾塔本人的一段陈述,描述了她的困境:

> 我希望和他结婚,但是同时,我又不想结婚。我总是摇摆不定。有时我想要亲密,而有时则想要远离。他对此感到沮丧,而我只是告诉他,最好结束这一切。

尽管洛蕾塔的自我描述与本书第一章引用的约翰·罗比森的陈述十分不同,但却有相似之处。罗比森在自传中写道:

> 有许多关于孤独症和阿斯伯格综合征的阐述将像我这样的人描述成"不想与他人接触"或"更喜欢一个人玩耍"。……但我从不愿意形单影只……我之所以自己一个人玩,是因为我不擅长和别人一起玩。由于自身的局限,我感到孤独,而孤独是年轻时最让我痛苦和沮丧的经历之一……无论我们这些有阿斯伯格综合征的人看起来多么像机器人,我们实际上都拥有很深厚的感情。

（Robison, 2008, 第 211 页）

洛蕾塔的陈述做了如下补充：就像其他大多数人一样，她想和某人建立关系，但艰难地面对着持续且强烈的内心冲突；她希望通过结婚和某人更加亲密，但同时，在发展亲密情感和做出承诺的过程中，也希望避免内心不适和危险的感觉。洛蕾塔描述自己与詹姆斯的关系时，流露出她渴望与詹姆斯更加亲近、和他结婚。她有时会想象自己成为詹姆斯的妻子，也许最终成为一名母亲，和他一起抚养孩子。但她也表示，她不能让自己经常或长时间考虑这些事。

显然，她对这种亲密情感和承诺的渴望伴随着强烈的恐惧，即她是否能够长期适应这种亲密关系，以及詹姆斯是否愿意维持对她的亲密承诺。我们很难得知，洛蕾塔的忧虑多大程度上是因为她担心詹姆斯是否最终会对她失去兴趣，多大程度上是因为她害怕自己无法维持与他在一起的决心。通过结束与詹姆斯的关系，洛蕾塔解决了这些矛盾。

认清这种冲突的核心是很重要的。这种对亲密情感的根本性的矛盾心理，在儿童期和青春期独处者中尤其强烈。人们通常会在友谊的挫折和拒绝中得到锻炼，有时修复，有时哀悼，然后继续前进，而这些独处者在小学和中学阶段缺乏经历友谊起落的经验，他们在成年后体验亲密情感时往往会更脆弱。

洛蕾塔清楚地认识到，自己在接近詹姆斯的过程中存在强烈的矛盾心理。洛蕾塔突然中断与詹姆斯约会，一个可能的解释是，她主动结束这段感情，这样她就可以避免自己设想出来的詹姆斯在更加了解她之后拒绝她的痛苦。

随着我与洛蕾塔的初次访谈接近尾声，洛蕾塔面临的两个困难逐渐清楚：一个是未经治疗的 ADHD，持续干扰她的工作和社交关系；另一个是不断恶化的抑郁情绪以及失败和绝望的感受。认为自己是个失败者的感受似乎源于洛蕾塔持续的丧失，她失去了里克，失去了在大学支持她的教授，以及后来她决定与詹姆斯（她一度认定是自己的终身伴侣）断绝关系。在结束那段亲密关系的过程中，洛蕾塔从当前的压力中解脱出来，避免与詹姆斯有更多纠葛，甚至与他结婚；但是，这也加剧了她认为自己在所期待的事情上是个失败者的感觉。

40 岁生日时，洛蕾塔的抑郁问题加重了，这是阿斯伯格综合征人士的常见模式。马里奇等（Marriage et al.，2009）及其他学者进行的研究表明，成年期才被诊断为阿斯伯格综合征或高功能孤独症的人群中，抑郁症的发病率高达 77%，远远高于那些在儿童早期或青春期早期被确诊的个体。

在伦哈特等（Lehnhardt et al.，2016）针对成年后才被诊断为阿斯伯格综合征的个体开展的研究中，许多人"描述了青春期晚期开始出现陌生感和'异类'的感觉，这使他们对建立重要亲密关系的能力感到不安和不确定"。在另一项针对上述人群的研究中，琼斯等（Jones et al.，2014）报告：对许多人来说，寻求精神科援助的动机往往源于一个重要的负面事件，例如失业或重要关系的破裂。

我对洛蕾塔的建议包括采用药物治疗 ADHD 和持续性抑郁。我说，如果她和她的内科医生想要了解她对这些药物的反应，我可以为他们提供咨询。我还告诉洛蕾塔，单靠药物可能不足以帮助她缓解持续性抑郁。我建议她寻求长期心理治疗，帮助她找出导致持续性抑郁的潜在因素，特别是她在和詹姆斯分手这件事上十分矛盾的感受。我还提议，如果她在附近找不到合适的治疗师，或许我可以通过 Skype 继续与她进行心理治疗。在那天之后，我们没再联系。

更多关于洛蕾塔的反思

洛蕾塔艰难的高中生活表明她不仅有 ADHD，还有未诊断的语言和学习障碍。很明显，她很聪明，但是她对自己在高中和法学院艰难经历的描述，提示她存在某种程度的语言加工障碍。

坦诺克和布朗（Tannock and Brown, 2009）总结了 ADHD 与语言障碍和（或）学习障碍同时存在的比例。不同的研究结果提示，25% ～ 40% 的 ADHD 人士同时满足某种特定的学习障碍的诊断标准，例如阅读障碍、书写表达障碍或数学障碍。被诊断为有某种特定学习障碍的人里，大约 15% ～ 40% 同时达到 ADHD 的诊断标准。

那些有着双重障碍的人，常常仅有一种障碍能被识别并得到治疗，另一种则没有。但是，在洛蕾塔这一案例中，她在高中以前并没有特定的语言加工障碍的迹象，但如果没有里克的翻译和帮助，课堂上很多引导语她都难以理解，在法学院也出现了类似的问题。然而，当洛蕾塔挨过了高中和大学，她在语言使用方面的损害比之前显著减少。

在高智商人群中，通常难以区分 ADHD 以及特定的学习和语言障碍。而且，高中经历可能导致洛蕾塔夸大了自己理解学习内容的困难，这些困难是她与里克间重要关系的焦点。

洛蕾塔的故事里最重要的信息是她对詹姆斯（和她恋爱 4 年的人）强烈的矛盾情感。她能清晰地意识到自己的矛盾心理，一方面想和詹姆斯更加亲密、发展长久关系，但同时她对卷入长期的亲密关系存在强烈的内心不适，想把对方推开。我和她相处时间比较短，无法充分地探讨这种冲突，但显然，洛蕾塔强烈的恐惧感，以及此后持续存在的后悔和解脱感，导致了那段关系的消耗和最终破裂。

需要指出的是，对进入并维持亲密关系的恐惧并不局限于孤独症谱系障碍人士。许多根本没有阿斯伯格综合征相关损害的人，在投入到亲密伴侣关系前都有一种强烈的矛盾情绪。美国已婚人士中大约有 50% 至少离婚一次。

有研究指出，大多数高功能孤独症谱系障碍的成年人（包括晚年才被诊断者）要么独居，要么与原生家庭（通常是父母）一起生活。但是仍然有 16%～27% 已婚或与伴侣同居，其中约 16% 有孩子（Hofvander et al.，2009；Joshi et al.，2013；Lehnhardt et al.，2016）。

在向阿斯伯格综合征个体提供治疗的过程中，当一些治疗师鼓励像洛蕾塔这样的人向前推进，以发展类似她与詹姆斯之间的这种关系时，可能会感到很有压力。我和洛蕾塔会谈时间比较短，还没有涉及此类话题。通常来说，如果治疗师能够避免任何明显或隐晦的带有倾向性的尝试，而是去帮助来访者探索这种矛盾心理的两面性，这样会更有帮助。无论结果如何，承担这个后果的都不是治疗师。

尽管独立生活有些挫败，洛蕾塔还能够养活自己，不用依赖她的家庭。研究表明，那些在青春期或成年期被诊断为孤独症谱系障碍的成年人，约 50% 独立生活，有些需要家庭或政府提供不同程度的帮助。在本书第 15 章，我们将更多地讨论与阿斯伯格综合征最终结局相关的多种因素。

（唐雅静　译，钱秋谨　程嘉　校）

13

加里

　　我高中毕业后就开始在少年棒球联盟做教练。很快，我就受到了称赞，说我是一个善良的、非常成功的教练，是年轻运动员们的良好激励者。作为一名高中教师，我用同样的技能来教育和激励我的学生。尽管作为教练和老师我一直都很成功，但我一直很孤僻，与大多数同龄人隔离。我结了婚并且有一个孩子，但由于我们之间缺乏情感联结，这段婚姻破裂了。

　　加里来拜访我的时候是 20 岁，那个时候他的继父因为癌症刚去世不久。他不认识自己的生父，也从未与继父发展过牢固的关系，但由于继父的去世，他只能独自一人与长期存在严重精神障碍的母亲一起生活。他的母亲在养老院做一名全职注册护士，但除了去上班，她非常孤僻，只与加里、年迈的父母、一个姐姐和她曾在世的丈夫保持联系。加里的母亲不时向他提到，她担心别人会读懂她的想法。她的精神病性症状可以在坚持服用处方药的情况下得到合理的控制，但加里知道，在他出生之前，他的母亲曾两次因精神障碍住院治疗，并对其他人有很多非理性的恐惧。

加里来找我治疗的原因并不是因为继父的死而感到悲痛欲绝。他告诉我，在继父去世前的几个月里，他越来越焦虑和抑郁。他非常担心自己的精神健康状况正在恶化，可能正在逐渐发展为他母亲在这个年龄段存在的精神障碍。

在第一次拜访我时，加里是当地一所大学的大二学生，但他住在家里。他看上去很聪明，口齿伶俐。他正在学习成为一名教师，并成功地参与了青年棒球队和篮球队的志愿教练工作。加里说他所执教的球员和他们的父母都非常喜欢他，尊重他。但他说，近几个月来，他开始担心自己会逐渐失去理智。

我问了加里很多关于他日常生活的问题，以及是什么让他认为自己的思维能力正在退化。从他的回答中，可以清楚地看出他的思维非常完整，没有任何思维障碍的迹象。而我发现有明显的迹象表明，加里内心强烈地害怕自己可能最终会遭受和他母亲一样的精神障碍。这是所谓的"与身份认同斗争"的一个例子。这个术语用来描述一些人的恐惧，他们担心自己会出现与自己相关的人的一些个性特征或认知行为方面的问题。

我告诉加里，我找不到任何理由认为他正患上精神障碍，但我也提到，他似乎在与两个问题做斗争。首先，他一直试图回避关于自己的很多恐惧，考虑到他的家庭情况，这些恐惧并不奇怪。其次，尽管他在大多数测试和考试中都做得很好，但他还是认为自己在很多学校作业的完成方面一直都有困难。

当加里来参加下一次会谈时，他递给我一份打印好的单倍行距、有三页纸的笔记，其中他总结了一些自传体信息，以帮助我了解他。他想大声读给我听。以下是一些摘录：

　　直到五年级，我的童年都很正常，有一个正常的朋友圈，还有一个与我有很多共同之处、性格相似的好朋友。上小学的时候，我们几乎每天都在对方家里玩。我当时在少年棒球联盟打棒球，是个好投手，还被选到我们联盟的全明星队。在学校里，我被认为是一个非常聪明的孩子。其他孩子和我们的老师经常试图用脑筋急转弯来难住我，但通常都不成功。我性格很好，大家都很喜欢我。

　　从五年级开始，我经常因为胃痛和恶心去找学校的护士。在棒球队中，我得到了额外的投球训练。我度过了一个充实的夏天，真的很享受，之后因为一系列的惊恐发作而崩溃了。我在 9 月初打了最后一场棒球赛，那时我 11 岁，然后我就脱下了制服，再也没有打过棒球。我的焦虑和恐慌让我无法再打棒球。

让我印象最深刻的是，在加里对他少年棒球联盟职业生涯的描述中，他没有得到父母的任何支持，而通常情况下大多数孩子参加每场比赛的时候，父母一方或双方都会来支持和鼓励孩子，并在孩子因为表现不佳或球队输掉比赛而感到沮丧时给予安慰。加里的笔记详细描述了他是如何逐步陷入严重的社交焦虑之中的：

　　在我放弃棒球之后，我花了越来越多的时间独处，我的成绩立刻一落千丈……我整个五年级都获得了很高的荣誉，但此后一直到高中毕业就再也没有获得过了……但在那个时候，互联网时代开始了，我发现其中有获取大量信息的途径并且社交是匿名的……我开始利用它让自己成为棒球专家，关注特定的球队，了解他们所有的球员。

尽管加里在五年级之后就变得回避社交，但在八年级时，他有过差不多半年的时间尝试与同学进行一种不同类型的交往。他形容那段短暂的时间是为找到一种交往风格做铺垫，这种风格他后来经常使用。他养成了一种自嘲式的幽默风格，这让他在同学中受欢迎了几个月。

> 每个 12、13、14 岁的人都在努力提升自己，掩盖自己的缺点，让自己看起来比同龄人更酷、更聪明、更富有或更漂亮。而我采取了相反的方法。我取笑自己明显的缺陷，这很成功，也就是抢先一步说出他们对我的看法……那些受欢迎的孩子们有点羡慕，因为他们不知道该怎么做到这一点，但我成了表演酷孩子的滑稽演员……我就是这样一个乐天派，容易相处的人，他们向我敞开心扉，无论男女，尤其是女孩，因为我是如此不具威胁性……我紧张得发疯，但我还是"表演"了……但这是非常短暂的。

加里解释说，当他和他的同学进入高中时，大多数"酷孩子"都参加派对，每个周末都喝得酩酊大醉，而他"从社交地图上消失了。一旦你在周五晚上拒绝外出，人们就不会再问你了"。高中时，他的社交焦虑加剧了："到九年级中期，我绕了一圈，又回到了我放弃棒球后在中学头两年的样子，无名小卒一个。"在高中的头两年里，加里沉浸在对体育新闻和互联网写作的兴趣中：

> 高中时，我开始从事体育新闻工作。我写了很多文章，并在一些相当受欢迎的棒球网站上发表。在其他学生眼中，我是一个非常聪明的人，但我不怎么做功课。在学校里，我因为在互联网上发表一些关于棒球的优秀文章而得到认可。

然而，他并没有完全投入到学业中去。

> 刚上高中的时候，我上过几门荣誉课程（honors class），但

几个学期后，我就被大多数荣誉课程踢了出来，因为我几乎没做多少家庭作业。高三的时候，我在大部分课上说得很少，做得也很少，但我在英语课上非常健谈，这是我仅存的一个荣誉课程。我上课前不会读指定的书籍，但我会比那些读了整本书并在前一天晚上做了详细笔记的学生辩论得更激烈，他们中的一些人现在在常春藤盟校（Ivy League Schools）。

我会在课程开始的时候听他们说出事先准备好的观点，然后从他们的评论中弄清楚阅读的内容、基本情节，同时我还会去关注那些我认为他们没有理解意思的措辞。我的大脑立刻会对他们得出的结论进行反驳，然后我会在他们引用页面的附近找到一些引证，并用其他引证来推翻他们。我在那门课得了C＋，因为老师发现我的课堂参与太有洞察力了，以至于她忽略了我连一半功课都没有做的事实。但我在学业上没有进步。

听完加里描述他在初中和高中的困难后，我问他现在在大学过得怎么样。他报告说他发现很多作业不是很有挑战性，但只拿到了及格的成绩。除了那些他觉得特别有趣的课程（要么是因为内容，要么是因为教授是一个非常有趣的讲者），他经常很难跟上作业的进度。这些评论促使我向加里询问他在完成工作时遇到的困难，然后对他进行了布朗执行功能/注意力评定量表的测评。该量表和临床访谈的结果表明，加里除了抑郁和社交焦虑外，还完全符合ADHD的诊断标准。为了减轻他的ADHD，我们尝试采用甲磺酸利地美（Vyvanse），在下午3点左右加用一次阿得拉（Adderall）增强效果。这种结合能够很好地帮助加里更充分地管理他的大学学习。

在开始使用兴奋剂治疗ADHD后不久，我们安排加里开始尝试采用安非他酮（Wellbutrin-XL），这在一定程度上缓解了他的慢性抑郁和焦虑。经过剂量调整，加里发现自己能更专心地学习，焦虑和抑郁也开始减轻。另一个帮助加里减轻对自己失去认知能力担忧的因素是，我对他进行了韦氏成人智力测试（WAIS-Ⅳ）。他从来没有做过智商测试，想看看自己能不能达到标准。当加里发现他的分数在同龄人中处于非常优秀的范围，达到了第 99 百分位时，他非常高兴。在这个时候，我们达成一致，加里将和我一起开始一个持续的心理治疗疗程。

与此同时，加里越来越多地参与青少年运动的教练工作，包括棒球和篮球。他从一名青年联盟的志愿者教练变成了一名中学球队的带薪教练和当地一支高中球队的带薪助理教练。他真的很喜欢教练工作，很快就受到了球员、他们的父母以及其他教练的尊敬和喜爱。他完成了教学要求，很快获得了称赞，说他是一名非常好的教师。大学毕业后不久，他在下一学年开始了一份高中数学教师的工作。

与此同时，在这个夏天，加里在一家高端的过夜夏令营找了一份顾问的工作，在那里他很快就成为一名非常受欢迎的营员顾问和体育教练。然而，尽管他与营员的交往非常密切，他仍然倾向于避免与其他顾问的社交互动，这些顾问大多数都与他同龄。加里对他们的描述如下：

> 这是一群令人印象深刻的年轻人，他们和孩子们相处得很好，并且花了很多时间在一起，以一种我无法适应的轻松的方式进行社交。大多数晚上，在营员们都睡着后，我就在我的小屋里独自读上几个小时的书，而不是和其他顾问们一起到休息室去。在每周的休息日，我会开车去营地附近的一个小镇。这一天的大部分时间我都在附近的山上独自徒步旅行，然后在当地的图书馆看书。只有在和营员们交流并保持我通常独自一人的生活方式时，我才会感到舒服。

加里完成了夏令营的工作，然后开始了他作为一名全职教师的第一年，同时继续指导青少年篮球和棒球，他在那里获得了越来越多的成功，也成为一名非常有条理、有吸引力的教师。他在那所学校教书的两年里，我偶尔见到他。在一次谈话中，他向我描述了他长期以来对深夜脱口秀的喜爱：

> 柯南·奥布莱恩和其他深夜脱口秀主持人让我着迷。在现实生活中，他们选择匿名，从不在红毯上露面，也从不与好莱坞明星聚会。莱特曼的个人生活完全是个谜。奥布莱恩是哈佛毕业的书呆子，当他在公共场合露面时，会煞费苦心地掩饰自己的外表。尽管他们不屑于暴露在聚光灯下，但他们是极具天赋的表演者。他们每晚都主持以他们命名的广受欢迎的电视节目，吸引了数以百万计的观众……奥布莱恩善于自嘲，总是把某位嘉宾的故事与他自己的笨拙和不足联系起来。这些内容通常都是关于他的，但他在侮辱自己，我们和他一起笑，并原谅他只专注于自己。

> 我认为自己是一个有着同样古怪且明显矛盾特性的混合体，既社交内向，又有对自我和舞台的热爱。我觉得我可以用一种足够聪明和有魅力的方式来谈论我自己，让你们愿意倾听，但我只想按照我自己的意愿来做。这必须是我的表演。

听了这番话，我问加里，他是否仍然觉得自己内心有同样的矛盾，既有保持私密和孤独的需要，又要在别人面前表现得外向。他欣然同意并解释说，在与他的学生和他指导的年轻运动员的交往中，他非常活泼、外向和有趣，而他在个人生活中保持私密和独处，下班后几乎所有的时间他都是一个人。他一个人住，根本不和其他老师、教练、他所执教球员的父母或邻居交往。他说，他只是觉得和其他成年人一起度过松散的时间很不舒服。当他担任年轻人的老师或教练时，能够以一个明确定义的角色和身份安全地"按照他自己的方式去做"。在这个结构之外，他的阿斯伯格特征更加明显，就像他担任营员顾问时在营员入睡后时间里的表现一样。

在教书两年之后，加里搬到了另一个州，在那里他开始了一个薪水更高的新的教学职位。他不能定期回来和我见面，我们偶尔会通过电话交谈。他说他的教学相当成功，但他也提到，他还没有与邻居或学校的其他老师建立任何友谊。

在那个学年结束后不久，加里联系了我，他住进了他曾经工作过的那个州的一家医院里的精神科。他解释说，在那个学年结束后，他变得极度抑郁，因为一个年轻女子拒绝了他继续维持友谊的努力，他曾对她产生了强烈的柏拉图式的依恋。她解释说，她是一个女同性恋，要搬去和另一个女人住，她已经和这个女人建立了稳定的关系。

这是加里第一次尝试与一个女人发展关系，这种失败使他陷入了急性抑郁反应，并有可怕的自杀念头。他去了附近的一家医院，住进了精神科病房，在那里住了几个星期。

从那家医院出院后，加里来看我。和他在一起的还有一个和他年龄相仿的女人。在加里住院时，这位女性曾是那个精神科的病人。她的名字叫琳达。加里说，他们两人发现他们都有一些相似的问题，都有一些令人印象深刻的优点。他们决定在加里的公寓试着合住，尝试同居一段时间。

一个月后，加里回来进行随访。他说在此期间，他与琳达的关系发展迅速：

> 我们现在已经发展成了性关系，我们都很享受这一点。这是我的第一次经历，但不是她的第一次。我们上周订婚了，计划两个月后结婚。琳达一直在一家服装店工作，但这只是短期

的，因为我刚刚敲定了一份新的教学工作安排。我申请的是一所非常好的私立学校，声誉很好。它距离这里横跨半个国家，所以我们必须得搬家。但这是一个很好的机会。琳达和我打算几周后搬到那里，这样我们就可以在秋季学期开始前安顿下来。

八周后，加里打电话说，他和琳达正在安顿他们的新家，他即将开始他的新教学工作。他热情洋溢地说，他们已经按计划结婚了，并找到了一套不错的房子租下来。他还说，琳达已经开始了一份新的工作，在一个有几个孩子的家庭做保姆，她喜欢这份工作。

几个月后，加里打电话说，他的工作和婚姻都进展顺利。他很高兴琳达为他做了一幅拼贴画来庆祝他的生日。我和加里的下一次联系是在大约四个月后。他打电话说琳达怀孕了。他还提到，他的教学和教练工作时间很长，回家时经常很疲惫。我们同意他向医生提出请求，增加阿得拉的强化剂量，以保证他能更好地度过下午晚些时候和傍晚早些时候。我还鼓励加里多花点时间陪他的妻子，因为她正在应对怀孕的压力。七个月后，我收到加里发来的一封电子邮件，说他们的儿子出生了。我向两位自豪的父母表示祝贺。

之后我们没有进一步的沟通，直到将近一年后，加里给我发了一封电子邮件，说他和妻子已经分居了，他想和我谈谈。我们进行了一次电话咨询。加里在电话中解释说，琳达和他在最近几个月都很沮丧，而且"就是相处不好"。两人都很喜欢他们的儿子，但他们发现照顾婴儿是一项繁重的工作。加里说，琳达总是在抱怨他虽然在照看孩子上帮了一些忙，但对她却没有给予足够的关注。

现在琳达已经带着孩子飞回家和她的母亲待了一段时间。她还联系了律师，并且没有买回程机票。加里说，在琳达离开后的一周里，他每天晚上都和她通电话，试图使琳达重新相信他爱她，希望她回家，这样他们就可以改善关系，继续一起抚养儿子。他从这些谈话中感觉到，琳达从母亲那里得到了很多鼓励，让她放弃这段婚姻。在那些电话中，他强调他想和琳达在一起，想和她一起抚养他们的儿子。

在我们交谈中，加里决定请一段时间的假，立即飞到琳达母亲的家里与琳达面对面沟通，并去看望他们的儿子。两天后，他打电话给我，说他和琳达谈过了，发现她决心尽快结束婚姻，但在安排离婚的同时，她愿意回家与加里分开生活。

加里回到家，很快聘请了一名律师。律师告诉他，如果没有他的同意或者法院的离婚裁决，琳达无法合法地让他们的儿子在其他州单独生活。他的律师还建议加里启动离婚申请程序，同时也尝试让琳达立即回家与他进一步沟通，看看是否可以达成和解。加里伤心欲绝，说他出现了严重的抑郁症状，并严重扰乱了睡眠。我鼓励他咨询当地的精神科医生，以便对他的药物进行适当调整。几天后，琳达回来了，安排了自己的律师和单独生活的计划。这两名律师达成了一份双方同意的临时协议，即在离婚安排完成期间共同监护他们的儿子。

尽管加里曾多次努力安排一些联合治疗，看看是否可以解决他们的问题，他们的婚姻还是在十个月后结束了。加里报告说，琳达与另一个男人的亲密关系很快就变得明显。在监护权协议允许的情况下，加里继续花尽可能多的时间陪伴他们的儿子。最终，又过了一年，他与另一个女人建立了关系，同时继续按照监护权计划每隔一周与儿子密切联系。

更多关于加里的反思

加里对母亲的衰弱型抑郁症和精神错乱产生的"与身份认同的斗争"，只是他成长过程中不认识亲生父亲，又和一个隐居、恐惧他人的母亲生活在一起的痛苦后果之一。她爱他并提供了一些经济支持，但在他迫切需要鼓励和情感支持方面，她能做的极其有限。令人印象深刻的是，加里参加少年棒球联盟的比赛时没有任何人在场支持他，也没有人对他的学业出色与否给予持续的关心。事实上，直到他在大学里苦苦挣扎，并因为焦虑和抑郁寻求帮助时，他的ADHD才被发现，这让他本已困难的社交和学业发展变得更加复杂。

加里坚持不懈并成功地完成了大学学业，成为一名成功的、深受欢迎的教师，也是一名熟练的青少年体育教练。通过适当的药物治疗，他的 ADHD 和抑郁得到了很大程度的缓解。他从大学开始服用这些药物，一直持续到后来。他的阿斯伯格特征并没有显著影响他作为教师或青少年体育教练的工作。他在这两个角色上都非常成功，尽管他的社交情感障碍确实给他努力发展更密切的个人关系带来了相当大的困难。

加里与两个高中时的男性朋友保持着一些联系，他们偶尔会通过电子邮件或短信进行交流，但他与在夏令营工作时认识的年轻女同性恋的友谊是他第一次努力与女性建立亲密的友谊。这段关系以一些关于营地问题的对话开始，逐渐发展出一系列关于当前政治事件的深夜谈话，双方都对此感兴趣。加里向我解释这段关系时说，他没有兴趣尝试与这个女人发生任何性关系。他说自己当时是"无性恋"，对任何人都没有性兴趣。

然而，尽管这段关系具有柏拉图式的本质，并且她明确地告诉了加里她和她伴侣的关系，他还是对这个女人产生了强烈的知性迷恋（intellectualized infatuation）。加里倾向于忽视这一点，同时试图加强他们的友好互动；他对女人的伴侣努力花更多的时间与她而不是与他在一起表示不满。与此同时，他对这个女人和她的伴侣说了两个关于自己的谎言。他声称正在和一个女孩恋爱；他还告诉她们，他参加了一个攻读博士学位的项目。

最后，加里觉得有必要向两个女人坦白这两个谎言。这引起了两人的强烈怨恨，尤其是他觉得更加亲近的女人的伴侣。这导致他与这两个女人的关系破裂，不久她们就搬到了另一个州。正是由于失去了这段关系，加里得了抑郁症，并因此寻求精神科住院治疗。

加里在理解和维持情感关系方面的困难也在他迅速加强与琳达的交往中变得很明显。他与琳达相识时，两人都是精神科的病人。在医院的项目中，他们一起参加了每天两次的小组会议，会议旨在鼓励参与者彼此公开分享他们的感受和印象。加里说，他积极地参加了这些小组会议，琳达很快就被他吸引住了。琳达向他提议，在他们出院后立即尝试同居。

当加里向我描述他在那家医院精神科的经历时，我回忆起他曾谈到自己对深夜脱口秀主持人的强烈兴趣。尽管这些人在表演中自由地谈论自己，但他们的个人生活非常私密。本章前面提到了他对自我表露的矛盾感受，以及他需要按照自己的方式控制他的关系：

> 我认为自己是一个有着同样古怪且明显矛盾特性的混合体，既社交内向，又有对自我和舞台的热爱。我觉得我可以用一种足够聪明和有魅力的方式来谈论我自己，让你们愿意倾听，但我只想按照我自己的意愿来做。这必须是我的表演。

他用这些话描述了他在八年级的部分时间里持续存在的社交焦虑，同时他又强烈地希望以有趣和清晰的形象向别人展示自己。他还强调，他需要"按照我自己的方式来做"，也就是采用一种他能够控制和保护自己的方式。根据加里的描述，他和琳达一离开医院就同居，一起搬到其他州，结婚，并且拥有自己的房子。最初的热情似乎持续了几个月，然后逐渐消退。加里逐渐变得越来越孤僻，不那么善解人意，和妻子越来越疏远。

甚至在琳达怀孕之前，加里就抱怨他工作了很长时间，在完成教学和教练工作后回到家非常疲惫。我们谈到他的感受，他觉得自己没有太多的时间和精力给他的妻子。当他们的孩子出生时，加里说琳达承认他在帮忙照顾孩子，但他也注意到琳达一直在抱怨，她觉得自己没有从加里那里得到足够的时间、关注或支持。他无法理解她所经历的不断升级的挫败感，当她带着孩子突然离开去看望她住在近 2000 英里之外的母亲，并且没有买回程机票时，他感到震惊。当他意识到试图说服琳达与他一起改善他们的婚姻没有奏效时，他变得极度沮丧，就像之前他意识到与女同性恋的关系已经结束时一样。他没有预见到这两种损失的到来。

　　一些阿斯伯格综合征人士避免建立亲密的人际关系；一些人则试图维持这种关系，并享受暂时的成功，但却很难维持这种亲密的关系；也有一些人最终会维持好这样的关系。当离婚已不可避免时，加里继续维持与儿子的亲密关系，并很快与另一个女人建立了新的关系。

（刘倩溶　译，刘璐　苏怡　校）

第五部分

关于 ADHD、阿斯伯格综合征及两者共病的进展

14

ADHD：
大脑自我管理系统的问题

> 　　提到 ADHD，很多人会联想到一个淘气的小男孩，他总是坐立不安，很少听别人说话。对 ADHD 的科学认知已经取代了将 ADHD 简单地视为幼儿行为问题的刻板印象。ADHD 是大脑执行功能发育过程中的一个复杂问题。本章即描述了这一新的认知。

　　新的认知认为，ADHD 不是一个简单的过度活跃或在别人说话时无法倾听的问题。这个新观点可以用一个简单的等式来表述：**ADHD ＝执行功能发育障碍**。执行功能是大脑功能的复杂集合，作为每个人的自我管理系统来发挥作用。执行功能的发展始于学龄前，从学龄早期到青春期晚期和成年早期都在非常缓慢地发展。大多数人的执行功能直到十八九岁或二十岁出头才完全发展起来。

　　每个人都知道，有些任务 9 岁的孩子能完成，而 3 岁的孩子却做不到。同样，大多数 12 岁的孩子能够完成他们在 8 岁时无法完成的任务。大多数州不允许 16 岁或 18 岁以下的人驾驶机动车，原因不是他们的腿太短，无法踩到踏板，而是因为在较小的年龄，他们还没有能力集中注意力，并可靠地处理在路上安全驾驶机动车时快速变化的复杂情况。

　　当说到 ADHD 涉及的"集中"（focus）时，我们指的不是"把相机对焦"（focus the camera）的意思。它更像是我们所说的"专注于你的驾驶"（focus on your driving）。开车的时候，司机不能只简单盯着前面汽车的保险杠看，要一边看着前面的车，一边查看后视镜和侧视镜，并监控周围的交通状况；还需要注意到一辆卡车从车道上倒车，以及一些行人跑过马路去赶公共汽车。与此同时，司机可能正要把车变到左侧行车道准备转弯，当他注意到信号灯正从绿灯变成红灯时，他将把脚从油门移到刹车上。他可能还同时在考虑他到达杂货店后要买什么。专注于驾驶包括注意到许多快速变化的事件和情况，忽略一些，记住一些，并重新检查其他的。它包括执行多个任务，以安全地驾驶汽车到达目的地。

　　ADHD 涉及多种大脑功能，这些功能使人能够处理日常生活中各种频繁变换的任务。当一个人被诊断有 ADHD 时，这意味着这个孩子、青少年或成年人尚未发展出足够的自我管理能力来完成日常生活中的任务，而这通常是他们这个年龄段的大多数人应该要达到的。

　　在美国，约 9% ～ 11% 的儿童和至少 4% 或 5% 的成年人存在 ADHD。有时，ADHD 出现在儿童早期，但通常直到初中、高中或更大的时候才变得明显。研究表明，虽然一些儿童在成长过程中克服了 ADHD 的障碍，但对大多数人来说，这些困难会持续到青春期后期，并持续到成年。

图 14.1 总结了一个模型，该模型识别了 ADHD 个体经常受损的六组执行功能。每个集群代表一组大脑管理功能，但这些功能实际上并不是独立的。它们倾向于以不同的组合一起工作，从而管理一个人面临的各种任务，从非常简单的任务，如穿衣服或说一句话，到更复杂的任务，如穿过繁忙的街道、进行对话、准备一顿饭或驾驶一辆车。

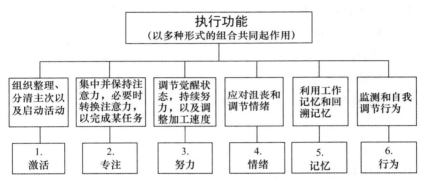

图 14.1 ADHD 的执行功能损害（TE Brown，2005，2013）

关于 ADHD 损害模型的四个基本事实

（A） **此处包含的执行功能受损的问题，每个人都会在某些时候经历**。那些被诊断为 ADHD 的人在这些执行功能上的损害比其他同龄人更频繁、更严重。与怀孕不同，ADHD 不是一个全或无的分类。它更类似于抑郁，因为每个人都会在某些时候感到悲伤和不快乐，但我们不会仅仅因为一个人在几天内感到悲伤或不快乐，就诊断他们为临床抑郁症。只有当这些症状持续很久，并对一个人造成明显的损害时，我们才会说："这是一种需要治疗的抑郁症。"同样，如果一个人只是偶尔有这些执行功能障碍，而且与其他同龄人相比，大部分时间都没有明显受损，我们也不会说他有 ADHD。

（B） **执行功能运作非常迅速，通常不需要太多有意识的思考。**除了在某些新情况下需要更深思熟虑的计划和行动外，执行功能通常是自动运行的，人们不需要有意识地考虑每一项行动。它们大多被无意识地执行不是指旧的精神分析意义上的压抑，而是指更现代意义上的自动化。

（C） **ADHD 的执行功能障碍是一种可遗传的综合征。**尽管上述模型中包含的六个集群各不相同，但它们通常会一起表现为一种综合征。该模型所代表的执行功能障碍具有高度的遗传性。在被诊断为 ADHD 的人中，大约 1/4 的父母有 ADHD。剩下的3/4 通常至少有一个有 ADHD 的近亲：兄弟姐妹、祖父母（外祖父母）、姑姑（姨）或叔叔（舅舅）。ADHD 综合征在家族中遗传。

（D） **ADHD 的执行功能障碍是"随情境而变的"。**所有存在 ADHD的人在完成某些任务或者活动中，不会表现出执行功能的损害。通常，这些特殊情况包括人们觉得非常有趣的活动，或者他们担心如果不在此时此地立即处理这一特定情况，会有非常不愉快的事情发生。更多关于情境可变性的内容将在本章后文"ADHD 的核心谜团"部分呈现。

执行功能障碍的例子

了解 ADHD 个体执行功能障碍的最佳方法之一是，当 ADHD个体描述他们在执行功能方面的困难时，倾听他们提供的例子。在本章接下来的几页中，将简要介绍六组功能中的每一个。在每个总结之后，是一些成年人、青少年或儿童的例子，这些例子描述了他们在使用这组自我管理功能时遇到的困难。

第一组　激活：组织、排序和启动

"激活"这个组块描述了个人在组织任务和材料、估计时间、确定任务优先顺序以及开始执行类似工作的任务（比如，那些他们通常不会选择用于娱乐的活动）方面可能存在的困难。有ADHD的人往往长期存在过度拖延的困难。通常，他们会推迟启动一项任务直到最后一刻，即使是他们认为很重要的任务。就好像他们无法启动工作，直到他们意识到这是一个紧急的任务，或者拖延可能会导致某种惩罚。这个组块中的功能涉及设置优先级、启动、按照说明操作以及任务追踪等方面的困难。

启动困难

一位有ADHD的律师描述了他在设置优先级和启动方面的困难：

在生活中，当我不得不独自工作的时候，我总是很难开始。当我与客户交谈、与其他律师或秘书一起工作时，则没有任何麻烦。但当我在办公室，有文书工作要做的时候，我就是无法开始工作。每周有几次，我会留出几个小时来做我想要完成的文书工作。我需要做完这些事才能拿到报酬。我抽出几个小时来做这件事，并且在办公室里，所有需要的材料都摆在我面前。

但我就是无法让自己启动这项工作。通常情况下，我最终会打开电脑，坐在办公室里收发电子邮件，浏览一些新闻网站，玩电子游戏。每次秘书进来我都得把它关掉，这样她就不会看到我在做什么了。等到一天结束的时候，我的工作甚至还没有开始。

我会回家吃点东西，看电视。然后在大约晚上10点的时候，我突然想起："哦，天哪，我还有报告要写！我必须在明天早上8点之前完成，否则我的工作就会有很大的麻烦。"这个时候，我在启动工作方面就没有任何问题了。我打开家里的电脑，从晚上 10 点到凌晨 2 点，非常高效地工作，写出一份出色的报告。但这是一种很糟糕的生活方式。

与这位律师一样，许多有 ADHD 的人在任务启动方面长期存在拖延的情况，直到他们面对重大截止日期的紧迫压力。他们知道需要完成这项任务，但他们直到最后一刻才把它放在心上。

确定优先顺序和组织困难

下面这位寻求 ADHD 治疗的家庭主妇描述了另一个难以组织、确定优先顺序和启动任务的例子：

> 我丈夫说我非常无能（译者注：原文为美国俚语"couldn't organize a two-car funeral"，直译为"不能组织一个有两辆车的葬礼"）。这让我很生气，但我想他是对的。当我有一大堆事情要做时，它们似乎都同等重要。就像我打扫房子的时候。我试着把起居室整理一下，并且拿起昨天的报纸，然后开始看。之后，我上楼去拿吸尘器。上楼后，我看到了一个信封，里面是我上周冲洗的照片。我坐下来把它们放到相册里，然后开始看相册里的其他照片。即使是在付账的时候，也会发生这种情况。我经常把一天的邮件都倒在一个大篮子里，甚至都不把它们分拣出来。
>
> 上个月，我们的抵押贷款银行和电力公司都给我们打了电话，因为我还没有付钱。我们有钱，但我连续两个月把抵押贷款对账单和电费账单放在一堆垃圾邮件里。我似乎不能对自己说："好的，所有这些事情我都要处理，这应该是第一件事，然后是这件事，再后是那件事。"我不擅长弄清楚如何利用我的时间和精力来处理好我必须要做的事情。

该描述强调了单个功能的几个成分。她描述了自己很难对一系列任务进行扫描并加以区分，难以给她所面临的不同任务分配不同的优先级。她很难决定优先事项，然后开始着手。

第二组 专注：集中、维持和转移对任务的注意力

"专注"这个模块描述了个体在保持注意力和专注于类似工作的任务，或在需要时将注意力从一项活动转移到另一项活动方面可能遇到的问题。对于 ADHD 个体来说，通常很难专注到一项特定的任务上，并保持对该任务的注意力。有时，他们可能很容易被周围发生的事情或自己头脑中的想法分散注意力。在其他时候，他们可能会发现自己被困在一件事情上，即使他们被引导，也无法将注意力转移到另一项任务上。

倾听时保持专注

ADHD 人士最常见的抱怨之一，是他们无法将注意力集中在一项任务上，并在必要的时候保持专注。一名高中生将他的问题比作在离电台太远的地方开车时失去无线电信号：

> 在课堂上，我总是只能听到人们正在谈论的部分内容。但是不管我怎么努力，我都无法持续关注正在发生的事情。就像在几何课上一样，我会在老师讲解如何做这道题的时候听讲，然后我就会昏昏沉沉地睡一会儿。我会回来试着弄清楚他现在讲到什么位置，然后很快我又不知道了。然后我又会听到另一个地方，但通常我不知道他是怎么讲到这儿的，因为我已经走神了。同样的事情也发生在英语课、历史课和其他所有事情中。我就是不能把注意力集中在课堂正在发生的事情上超过几分钟。我总是飘忽不定地进进出出。

这有点像你在听汽车收音机时，把车开到离正在收听的电台太远的地方。你知道那种声音或音乐断断续续的状态吗？当我试着听别人说话时，就是这样。大多数时候，我就是无法让自己专注于想要做的事情。

每个人都会时不时地经历这种选择和保持自己关注点的困难。但那些有 ADHD 的人说，他们一整天都比我们大多数人更加挣扎于此。

过滤干扰的困难

无法专注于预期任务的另一个问题是过度分心。即使当他们专注于一项任务时，无论是阅读、倾听，还是试图做一些其他的工作，有 ADHD 的人经常感到自己被其他刺激所吸引。他们不能忽视周围环境中无数的想法、背景噪声和感知。

我什么都没错过，除了我应该关注的东西。当我在自己的隔间里工作时，我总是在偷听别人在做什么。我就是忍不住。如果一个秘书在两个隔间之外的地方打电话，我就会听进去，试图弄清楚他们在说什么。与此同时，我在确认大厅另一端的咖啡机那边发生了什么，以及谁刚进了厕所。当我试图同时跟踪几个不同的电话时，这并不容易。

此外，我经常在会议上"心不在焉"。如果我们都坐在会议室里审查某个项目，我就会看向窗外，看松鼠爬上树，看云掠过，或者看某个人在修剪草坪。或者我只是飘忽不定地在想"随便什么"的时候走神了，然后我回过神来，意识到我已经走神了，完全忘记了小组的谈话内容。

最可怕的是我在高速公路上开车，突然发现自己盯着一个广告牌太长时间，而我前面的一辆车因为交通堵塞而减速，我没有看到。有好几次，我不得不拼命地猛踩刹车，以避免撞车。这种"分心"是相当危险的。

第三组 努力：调节警觉性，持续努力，调整处理速度

"努力"组块包括个人在保持警觉、入睡和保持足够努力以完成工作相关的任务方面可能存在的问题。它还描述了在处理信息、完成任务和保持执行效率方面的困难。许多 ADHD 个体可以很好地完成短期项目，但在长期的持续努力中则困难得多。他们可能需要花比其他人更长的时间来处理他们看到或听到的内容并做出反应。他们可能会发现很难按时完成任务，特别是写作任务。

许多人还长期难以调节睡眠和警觉性。他们经常熬夜，只是因为他们无法阻止自己思考事情。然而，一旦睡着了，他们往往睡得很香，早上起床困难。在其他时候，即使他们有足够的休息，也可能在身体不活跃或认知活动不活跃时感到困倦。这类项目包括：难以对日常任务保持足够长的兴趣以完成它们，当事情变得困难时放弃，需要额外的时间来完成日常任务，晚上难以入睡或白天难以保持清醒。

入睡和觉醒困难

一名职业为会计的男子描述了另一种类型的睡眠和觉醒问题：

> 我母亲告诉我，从我出生的头几个月开始，她就很难让我安定下来睡觉。我从来不喜欢小睡，而且总当夜猫子。她总是说我不想闭上眼睛，因为我害怕自己会错过一些有趣的事情。
>
> 我不知道原因是什么，但我知道即使在今天，我仍然很难入睡。我可能已经累得看东西都模糊了。我几乎要崩溃了，我躺在床上，但却无法让我的头脑"关闭"以便入睡。我脑子里一直在想的东西不断翻来覆去。通常我不得不听音乐或看电视，

这样我就可以屏蔽其他事情，然后入睡。

一旦我睡着了，通常会睡得像死人一样。他们在我卧室扔炸弹，我都不会注意到。这在我上高中的时候是个大问题。我总是错过公共汽车，上学迟到。我父母每天要试大约十次才能把我叫起来。他们会制造噪声，扯下我的被子，我就会咕哝或咒骂他们，然后翻身继续睡觉。甚至当我特意要求他们让我准时起床，这样我就不会失去早上课程的学分时，也会这样。

当我上大学时情况更糟，因为我不能被任何闹钟叫醒，我的室友也从来不想承担把我从床上弄起来的工作。唯一起作用的是我住在兄弟会的时候，我可以让入会会员做到这一点。后来，在我结婚后，我妻子接管了它。

难以持续努力

一位在营销公司担任主管的女性抱怨说，虽然她能够很高效地完成一些任务，但她在稳定地完成其他任务时遇到了不同的问题：

如果我正在做一件我可以很快完成的事情，我通常是可以的。我喜欢办公室里的人打电话给我，要求我解决与客户打交道时遇到的一些问题，甚至帮助他们解除电脑故障。如果我能一直做这种快速解决问题的事情，我就会成为一名出色的员工。

让我遇到麻烦的是长期项目，这种事情你不可能在几分钟，甚至几个小时或一整天内完成——这些项目你必须不断地逐步完成，因为它甚至不可能在一天内完成。我对那些事情很快就会放弃。我一开始会对自己说："好吧，我真的要全身心地投入到这份工作中去，并坚持稳定地工作下去，一天做一部分，直到完成为止。"但很快我就会感到无聊，失去兴趣。

通常，我最后只会对自己说："快点，加油。让我们把这该死的事情做完，不用担心它是好是坏。"或者有时我甚至不会走到那一步。我只是把它推迟，直到它变得非常紧急。我的头脑更像是一个短跑运动员，它从来没有像长跑运动员那样过。

难以调整处理速度

一名就读高中最后一年的女孩报告说，她很难在合理的时间内做好课堂笔记，完成作文测试或写作作业：

> 我需要花很长时间才能把东西写下来。当我在记老师讲的内容时，通常我还在试着记下第二句的内容，班上其他人已经在记第九句的笔记了。我就是跟不上，无法像班里其他人一样很快地记录下来。即使只是从白板上抄写句子，我也总比别人花更长的时间。
>
> 而且这不仅仅发生在我做笔记的时候。当我写一篇作文或一些句子来回答考题时，无论我多么努力，总是无法足够快地把它写出来。我的头脑在思考事情和获得想法方面很快，但把它们写下来却很慢。我觉得我是一台速度很快的电脑，但调制解调器却很慢。上传或下载我需要的信息好像需要一辈子的时间。

第四组　情绪：管理挫折和调节情绪

"情绪"组块包含了人们在调节情绪反应方面可能遇到的困难，这些情绪反应可能会占据太多他们所想或所做的事情。虽然DSM-5没有将任何与情绪管理相关的表现视为ADHD的一个方面，但许多ADHD个体描述了自己在管理挫折、愤怒、恐惧、失望、担忧、欲望和其他情绪方面长期存在困难。他们发现很难正确看待自己的情绪，并继续做他们需要做的事情。

许多人说当这些情绪占据他们思想的时候，就像是电脑病毒感染电脑一样，使他们无法充分关注其他任何事情。这一组块里的问题包括过度易激惹、对批评高度敏感、过度担忧、过分渴望某样东西、不能自拔或其他情绪失调的问题。

难以调节易激惹情绪

一位中年推销员这样描述他对烦恼的过度反应：

> 我去餐馆吃了一顿很晚的午餐。当时是下午三点左右，这个地方相当安静。几乎每个人都已经吃过了。我在吃我的三明治，心情很好。然后坐在我后面的人拿了个三明治，他嚼的声音太大了。每一口都发出"咔嚓，咔嚓，咔嚓"的声音。他嘈杂的咀嚼声很快就把我弄得心烦意乱。我快被逼疯了。

> 就好像我的脑子里有个电脑病毒，它占据了所有的空间。我满脑子想的都是他咀嚼三明治的讨厌声音。突然，我意识到自己攥紧了拳头。我真的想站起来，狠狠地揍这个家伙一顿！我没那么做是因为我不想被捕。但如果我在家里，肯定会对别人大吼大叫。

> 几分钟后，一切都结束了。他仍然发出同样的声音，但这已经不再困扰我了。我就继续吃午饭，开始想别的事情。这种事在我身上经常发生。对于一些令人沮丧的事，如果用 10 分制打分，那么对大多数人来说是 0、1 或 2 分的事情，对我来说却可以达到 7、8 或 9 分。

易激惹和愤怒并不是 ADHD 个体唯一的情绪问题。许多 ADHD 个体在调节其他情绪如受伤、悲伤、欲望、担心或沮丧方面有同样或更大的困难。一家大公司的推销员讲述了他在情绪反应方面遇到的另一种问题：

上周在单位，我沿着走廊行走，看到一位在另一个部门工作的朋友。他边走边看报纸。我友好地说了声"嗨"，以为他会停下来和我聊几分钟，因为我很长时间没见到他了。但他只是勉强抬起头来，含糊地对我说了一声"嗨"，然后继续往前走。

大多数人会马上把这事给忘掉，认为他只是赶着去开会，或者专注于他正在读的东西。但我不是，我想了一遍又一遍。我一直在想："为什么他不友好一点？我做什么事惹他生气了吗？我是不是做了什么让他部门的其他人不高兴的事，现在他们都在生我的气？"

这件事发生在午饭时间，但整个下午这些想法一直在我的脑海里转来转去，就像电脑病毒一样占据了我脑子里所有的空间。那天剩下的时间我什么也没做。

过度急迫

一位被诊断有 ADHD 的年轻父亲谈道，他经常对自己想要的东西或想要做的事情过于急迫：

我从来就不是一个很有耐心的人。当我脑子里有想做的事情或者想买的东西时，那个愿望就会变得特别强烈，以至于我觉得我必须现在就得到它！不管它有多贵，对我或别人来说有多不方便，或者我明知道明天需要这些时间或金钱去做其他更重要的事情。我感到了一种持续的驱动力，让我尽自己所能去得到我想要的东西，现在就得到它，克服任何可能出现在道路上的障碍。

如果我能得到它，几分钟后，它通常就不是那么令人满意了。我只需要得到它，得到后我就去做下一件事了。我一直都是这样，但我一直没有意识到这一点，直到我 10 岁的儿子也做了同样的事，我很生气。在我为此对他大吼大叫后，我妻子对我说："难道你没看出来他只是在做你同样做过的事情吗？"她是对的。

对所有存在 ADHD 的人来说，并没有什么特别的情绪是有问题的，但大多数被诊断 ADHD 的人都报告说，他们有一种或几种难以管理的情绪。

第五组　记忆：利用工作记忆和回忆

"记忆"组块包括个体在日常事务或回忆最近获得的信息时可能存在的过度健忘问题。通常有 ADHD 的人会说，他们对很久以前发生的事情有足够或超常的记忆，但很难记住他们刚刚把东西放在哪里，他们刚刚读了什么，别人刚刚对他们说了什么，或者他们将要说什么。他们可能会描述说，他们在处理其他任务的同时很难在头脑中记住一件或几件事情。此外，许多人经常抱怨他们很难检索到自己最近学习或学会的信息。这个组块包含的条目涉及在记忆指令、按计划进行活动、跟踪物品、回忆几分钟前读过的信息或最近学过的信息等方面遇到的困难。

短时记忆受损

一位家庭主妇把她在工作记忆方面遇到的困难比作没有保持键（hold button）的多线路电话：

> 我很擅长回忆很久以前的事情。我可以告诉你我几年前只看过一次，之后就再也没有看过的电影的整个故事情节。在我们家，对于很久以前的事情，我的记性最好，但是对于刚刚发生的事情，我的记性最差。查一个电话号码时，我总是记不全，无法拨出去。我总是要把它写下来，否则我会把数字弄混。

　　我会走进一个房间去拿东西，然后站在那里挠着头，想知道我进来是为了什么。或者我去商店买五样做晚饭用的东西，如果我不把它们写下来，就只能记住其中的两个，而不记得其他三个了。

　　我的大脑就像是一部多线路电话，但保持键不起作用。如果我试图记住一件事，然后把它放在一边去想或做其他事情，哪怕只是一分钟的时间，我也会完全忘记我试图记住的东西。

回忆所学知识的困难

　　有 ADHD 的学生经常抱怨，他们为了准备考试而刻苦学习，并且在考试前一晚的测验中能够很好地回忆起材料，但在第二天考试时却无法回忆起前一天他们很容易就记得的大部分内容：

　　当我为了考试努力学习，然后却记不起我学过的东西时，这是很令人沮丧的。我会努力学习应该知道的一切。我的朋友考我，我都记下来了。然后，第二天我去参加考试，想着我会得到一个好成绩。但当我真的参加考试时，我前一天晚上熟悉的一大块知识居然从脑海里消失了。

　　这就像我电脑里有个文件，却想不起打开它的文件名。我知道里面有东西，但就是拿不到，所以我无法把它写在试卷上。考试结束后几个小时，我的记忆又会被唤醒，一切又都回来了。不是说我没把它放进去。它就在我脑海里，只是在需要的时候想不起来。

需要反复重读

　　有 ADHD 的学生经常报告说，他们要花很长时间才能完成笔试，因为他们无法记住刚刚读过的内容。一位初中生讲述了她在考试时时间不够用的经历：

> 我上周参加了 SAT 考试。我知道自己考得很差，因为我没能完成一堆阅读理解题。他们让你阅读有三到四段的文章，然后你需要回答五个关于你刚刚读到的内容的多项选择题。大部分都是精读，有很多细节。而且这些问题很棘手，往往与文章中非常具体的细节有关。

> 每个问题都花了我很长时间！我记不起刚才读了什么。我会阅读文章，但对于每个问题，我都需要再读一遍来找到答案。我不得不一遍又一遍地读同样的段落。我试着先阅读问题，这样我就知道要寻找哪些细节，但当我这么做，然后回到段落里时，我已经忘记了问题。这种事情经常发生在我身上。

第六组　行为：监控和自我调节行为

"行为"组块指的是个体在理解社交情境和调节自身行为时可能存在的问题。许多有 ADHD 的人，甚至那些没有多动行为的人，报告说他们在抑制自身行为方面长期存在困难。他们在言行和思维方式上往往很冲动，有时会太快地得出不准确的结论。

许多人还会在监控互动情景方面存在问题。当其他人对他们刚刚说的话或做的事情感到困惑、受伤害或恼火时，他们可能没有注意到，并且无法根据具体情况相应地改变自己的行为。在调节行动节奏，以便根据具体的任务需要放慢或加快速度方面，他们也长期存在困难。这个组块中的条目包括打扰他人、过度焦躁、太快或太慢、犯粗心的错误或对他人造成干扰等方面的困难。

过度焦躁和冲动

一位母亲表达了对儿子的担忧，因为儿子过度焦躁和冲动，不得不重读幼儿园：

> 我儿子6岁了，但他经常表现得好像只有三四岁。当他想要某样东西的时候，就会去争取。他就是等不及。去年夏天，他差点被车撞到，因为他在街上追球，都没有停下来看一下迎面而来的汽车。去年上幼儿园时，他总是因为从其他孩子手中抢走玩具或蜡笔而惹上麻烦。
>
> 当他们应该围坐成圆圈观看表演和倾听讲述的时候，他总是用自己的评论打断他们；他总是不得不说出自己在想的事情。他迫不及待地想听另一个孩子甚至是老师的演讲。当他需要画一幅画或复制一些形状时，他总是很匆忙。如果他尝试按照要求去画画或者写字，他总是做得太快了而且太乱了。
>
> 今年他要复读幼儿园，但我担心明年他可能也上不了一年级。他似乎就是无法放慢速度去听清指示或仔细做任何事情。他在自我控制方面远远落后于同龄的其他孩子。

监控社交互动

过度冲动的问题不仅仅发生在儿童身上。许多有 ADHD 的青少年和成年人报告说，他们很难控制自己与其他人的互动：

> 我喜欢和别人进行激烈的交谈，而不仅仅是闲聊。我喜欢与人分享对真正重要的事情的印象和看法。我认为这就是人们相互了解和相互学习的方式。通常情况下这样做效果很好，但有时当我试图弄清楚别人的想法，以及为什么他们会这么想的时候，我太过于激烈了，让其他人厌烦。我经常没有及时注意到这一点，我只是看到他们退出了谈话或者走开了。
>
> 我妻子说，我只是不知道怎么睁开眼睛，去注意到别人开始对讨论的内容感到厌烦或沮丧。她说，大多数时候，我说得

太多或问了太多问题，却没有觉察到自己给人留下的印象和别人对我所说话语的反应。她说，大多数情况下，我在交谈时说得太多，而看得和听得不够。

ADHD 综合征模型中不同组块间的动态交互作用

上面列出的例子说明了不同年龄段的人在日常生活中与这六类执行功能障碍做斗争的各种不同方式。但是，这些问题通常不是单个组块的问题。更常见的情况是，几个不同组块相关的损害在某个交流片段或特定活动中混合在一起出现。通常，它们以一种不易察觉的方式迅速并且同时发生。这些不同损害的例子可以在本书的 12 个案例中找到。

执行功能位于大脑的什么地方

执行功能并非真的是大脑的物理部分，它们是大脑神经网络的活动模式，从简单的模式逐渐发展成复杂的、快速变化的网络，这些网络会根据人们所处的情境、所看、所听和所想不断地重新设计。在某些方面，执行功能就像纽约时代广场巨大的电子屏幕上五颜六色的字母和图案。然而，神经网络远比这些电子屏幕复杂得多。执行功能在大脑内复杂的三维网络中运行，这些网络根据每个时刻和情境中频繁变化的经验和需求而迅速修改和转换。

"ADHD 的核心谜团"

上面描述的六个组块确定了 ADHD 个体典型问题的特征。然而，理解"ADHD 的核心谜团"也很重要，那就是所有 ADHD 个体往往在执行一小部分特定活动的时候，执行功能没有任何问题，而在执行其他任务时，几乎都是有问题的。

ADHD的表现是长期的，但在每个人身上，这些表现会出现明显的例外，通常是在一个人对某个特定的任务或活动有强烈的个人兴趣的情况下，抑或是他们认为如果现在不参加这个特定的活动，非常不愉快的事情可能很快就会发生。

拉里的情况就是一个典型的例子。他是一名身材健壮、头发金黄的高三学生，曾担任学校冰球队的守门员。在他父母带他来找我进行评估的前一天，拉里帮助他的球队在冰球项目上赢得了州冠军，因为很多射门都被他拦住了。他是一个非常优秀的守门员，也是一个非常聪明的学生，在智商测试中得分非常高。

拉里想取得好成绩，因为他希望最终能上医学院。然而，他却长期与老师们存在矛盾。老师们经常对他说："有的时候，你在课堂上发表了非常有洞察力的评论，展示了你的聪明才智，但大多数时候你都在走神——看着窗外或盯着天花板。你会偶尔交上一份很好的论文，但大多数时候你甚至不知道作业应该做什么。"老师们不断地问拉里："你打冰球的时候注意力这么集中，为什么你上课的时候就不能专心呢？你能为了冰球而如此努力地练习和保持体型，为什么你不能在功课上同样努力呢？"

在听到父母向我讲述了老师们反复抱怨的情况后，拉里平静地回应道：

> 我不知道为什么这种事总是发生。我和你们一样沮丧，甚至比你们更担心这件事……我知道自己需要做什么，我真的很想做，因为我知道这对我的余生有多重要……我知道自己应该有能力去做，但我就是做不到！我无法让自己像关注冰球那样稳定地专注于学校的功课。

这种动机和表现的不一致是 ADHD 最令人费解的方面。有 ADHD 的儿童或成人在某些任务上表现出强烈的动机和很好的专注力，似乎他们应该也能够在他们认为重要的其他任务中表现出同样的能力。这似乎是一个简单的缺乏"意志力"的问题。"如果你能在这件事情上做到这一点，为什么你不能同样地去做更重要的那些事情？"然而，ADHD 不是意志力问题。这是大脑化学动力学的问题。

我的一位来访者曾经告诉我：

> 我给你举个性爱的例子，让你知道有 ADHD 的感觉。这就像是"精神勃起功能障碍"。如果你面临的任务是一些"让你兴奋"的事情，一些你真正感兴趣的事情，那么你已经"准备好了"，并且你可以完成它。但是，如果这项任务本身不是你感兴趣的事情，如果它不能让你兴奋，你就无法振作起来、无法完成，不管你告诉自己多少次"我愿意！我应该的！"。这不是一种意志力方面的问题。

> （Brown，2005）

ADHD 个体不会表现出执行功能障碍的活动可能包括参加体育运动、阅读自选书籍、创作音乐或艺术作品、玩电子游戏或参加其他比较喜欢的活动。有时 ADHD 个体会对一项不喜欢的任务或活动表现出类似的专注力、精力和努力，因为他们认为，如果不立即处理问题，很快就会有非常不愉快的事情发生。这种有强烈兴趣或强烈恐惧的例外情况可能会让 ADHD 个体看起来只是缺乏意志力，而实际上并非如此。

关于执行功能分配的这种情境可变性，我在早先出版的书籍《被困住的聪慧——注意缺陷多动障碍的情绪问题》（*Smart but Stuck：Emotions in Teens and Adults with ADHD*）（Brown，2014）和

《跳出框架：重新思考儿童和成人中的 ADD/ADHD——实用指南》
（*Outside the Box：Rethinking ADD/ADHD in Children and Adults：A Practical Guide*）（Brown，2017）中进行了更充分的解释。

ADHD 应该如何评估

没有客观的实验室测试、脑成像或计算机测试能够有效地确定一个人是否存在 ADHD。ADHD 的评估和诊断应由熟悉 ADHD 表现和诊断标准的训练有素的医学或心理健康临床医生进行。评估者应熟悉被评估者所在年龄段的人在日常生活中通常表现出的执行功能，还应该熟悉与 ADHD 相关的其他心理障碍和学习障碍。

虽然一些医生、心理学家和其他心理健康临床医生非常擅长评估和治疗 ADHD，但也有许多医生和心理健康从业者在诊断和治疗 ADHD 方面只接受了非常有限的培训，其经验也相对有限，特别是对于那些 ADHD 合并其他障碍的个体。

ADHD 的主要评估方法是对被评估者及其父母、伴侣或密友进行详细的临床访谈，这些人可以提供关于被评估者日常功能的充足信息。有关当前学习或工作、家庭生活和社会关系的信息至关重要。访谈询问还应包括健康史和发育史、当前的生活压力、可能的共患病以及巴克利（Barkley，2006）和布朗（Brown，2005，2017）等在参考文献中描述的其他问题的相关信息。

对 ADHD 的评估还要结合 DSM-5 诊断标准中对 ADHD 的检查。然而，尽管这些标准肯定是有帮助的，并在诊断 ADHD 时应予以考虑，但目前的 DSM-5 中 ADHD 的诊断标准有很大的局限性。主要的局限性在于，它是基于 380 名 4～16 岁儿童的家长和教师报告而开发的，并没有为 16 岁以上的任何人提供任何基于研究的标准。巴克利（Barkley，2006）描述了 ADHD 的 DSM 诊断标准的用途和局限性。

第二个局限性是，目前 ADHD 的 DSM 标准几乎没有包括执行功能障碍的条目。这一诊断标准在 1994 年问世时是最好的，但现在使用时有很多局限性，特别是对于青少年和成年人。哈佛大学的罗纳德·凯斯勒关于成年人的研究表明，"执行功能问题在几乎所有存在 ADHD 的成年人中都很明显"，并且"执行功能症状是成人 ADHD 与其他 DSM 障碍相比最特异的区别"（Kessler et al.，2010，第 1175 页）。

最近的研究还强调了除 DSM-5 标准之外，使用适合年龄的标准化评定量表来评估 ADHD 执行功能损害的重要性（Silverstein，Faraone，Leon et al.，2018）。所有年龄段的人都可以使用标准化的量表来评估与 ADHD 相关的执行功能。这种量表的例子包括 Barkley 评估量表（Barkley，2011a，2011b，2011c，2012a，2012b，2012c）、执行功能行为评估量表（Gioia et al.，2000；Roth et al.，2005），以及 Brown 执行功能 / 注意力评定量表（Brown，2019）。

计算机化的评估措施、脑成像或一系列执行功能的神经心理测试对 ADHD 的评估用处不大。曾经有一段时间，一些临床医生认为，对 ADHD 的评估需要一系列神经心理测试。这些测试有时被神经心理学家称为"执行功能测试"，它们可能有助于检测创伤性脑损伤或卒中对大脑造成的损伤，但它们无助于确定一个人在管理日常生活活动时有多大困难（如计划日常活动、组织任务、在谈话中集中注意力、准备饭菜或开车）。关于这一问题的更详细的讨论可参见相关参考文献（Barkley，2006，2010，2012a，2012b，2012c；Brown，2005，2006，2013，2017）。

ADHD 损害的持续时间是多久，可能的结果是什么

到目前为止，对 ADHD 最全面的纵向研究是在哈佛大学完成的

（Uchida，Spencer，Faraone，and Biederman，2018）。研究纳入 140
名 ADHD 男孩和 140 名 ADHD 女孩，同时纳入不存在 ADHD 的
120 名男孩和 122 名女孩作为对照。对这些参与者平均追踪调查 11
年。随访时的平均年龄为 22 岁。

在成年早期的随访中，当初被诊断为 ADHD 的男孩和女孩中，
77% 的人继续表现为完全的 ADHD 或亚综合征 ADHD。虽然只有
35% 的 ADHD 儿童成年后符合 ADHD 的完整诊断标准，但另有
43% 的儿童继续与 ADHD 的某些表现做斗争，并伴有功能障碍，或
由于继续服用 ADHD 药物而减轻症状。在这些样本中，多动和冲动
症状缓解得更早，而注意力不集中的症状倾向于持续存在。这些发
现在男孩和女孩中非常相似。

ADHD 样本与对照样本的比较表明，ADHD 儿童长大后更有可
能从高中辍学，无法完成大学学业，失业，在经济上仍然依赖父母，
并处于比他们的父母相对更低的社会阶层。他们不仅更有可能存在
破坏性行为障碍，还更有可能存在情感障碍或焦虑障碍。

这些研究证明，与那些没有接受治疗的 ADHD 儿童相比，在童
年时接受兴奋剂治疗的 ADHD 儿童被课后留校或者发展成情感障碍
或焦虑障碍的可能性要小得多。ADHD 的兴奋剂治疗也与青春期不
良教育结局、物质使用障碍或额外的焦虑或抑郁问题的风险降低有
关。一些在儿童期和青春期遭受 ADHD 损害的人在成年后，特别是
在得到充分治疗的情况下，最终能够很好地发挥功能。

ADHD 的表现与大脑发育有什么关系

对存在 ADHD 与未受 ADHD 影响的人的大脑发育进行脑成像
对比研究，产生了相当多的证据，表明 ADHD 症状与大脑发育中几
个不同方面的延迟有关。

对每个人来说，大脑成熟的过程都开始于儿童时期，大脑前部附近大部分脑区的细胞迅速增殖，那里是协调大脑管理系统的总部。经过儿童期和青春期，大脑会进行自我修剪，以发展更有效的回路。研究人员使用重复磁共振成像（MRI）研究了 223 名被诊断为 ADHD 的儿童和 223 名正常发育的儿童在成长过程中的大脑发育（Shaw et al.，2007）。

结果显示，在处理视觉、听觉和运动等功能的大脑结构成熟方面，两组之间没有差异。然而，平均而言，ADHD 个体大脑中对认知管理功能至关重要的某些特定区域会延迟成熟 3 ～ 5 年。其他研究表明，持续性 ADHD 个体在皮层厚度发育（Wallace et al.，2015）、整体脑容量（Hoogman et al.，2017）和大脑下部白质纤维发育方面也有类似的延迟（Cortesi et al.，2013）。

其他研究表明，在存在持续性 ADHD 的成年人中，大脑内对协调大脑管理活动至关重要的两个区域之间的连通性显著下降。但对于那些从来不存在 ADHD 或 ADHD 已经消失的人，情况并非如此（Mattfield et al.，2014）。

更多关于 ADHD 个体大脑发育和大脑功能差异的细节，请参阅我编写的《跳出框架：重新思考儿童和成人中的 ADD/ADHD——实用指南》的第 6 章。然而，尽管脑成像是了解更多 ADHD 背后大脑运转过程的有用方法，但仍有很多东西不甚明了。目前，脑成像还不是诊断个体是否存在 ADHD 的有用技术。

ADHD 药物治疗的选择与"微调"

治疗 ADHD 最常用的药物是不同版本的哌甲酯和右旋安非他命。它们有各种长效（约 6 ～ 10 小时的作用时长）和短效（约 3 ～ 6 小时的作用时长）制剂。FDA 批准的另一种治疗 ADHD 的药物是胍法辛缓释剂。这种非兴奋剂药物在改善注意力方面通常不那么有效，但在减少多动/冲动症状方面往往比安慰剂更有效。虽然没有被官方批准用于改善过度的易激惹状态，但它通常有助于减少 ADHD 个体的烦躁情绪。另一种被批准用于 ADHD 的非兴奋剂药物是托莫西汀。它在改善注意力方面通常不如兴奋剂药物有效，但对于一些 ADHD 个体来说，当兴奋剂药物无法耐受或起效时，它会有效。

目前还没有能像抗生素治疗感染那样治愈 ADHD 的药物。被批准用于治疗 ADHD 的药物更像是眼镜，可以在佩戴时改善人的视力，但眼镜不能修复人的眼睛。这些被批准用于治疗 ADHD 的兴奋剂药物，如果得到适当的精细调整和监测，在 10 个 ADHD 儿童或成人中，通常会有 8 个起效。对每个人进行微调是至关重要的，因为治疗 ADHD 的兴奋剂有效剂量并不是根据一个人的年龄、体重或 ADHD 症状严重程度来决定的，而是取决于该个体对特定药物的敏感度。应该指出的是，许多阿斯伯格综合征或孤独症谱系障碍个体对化学反应特别敏感，这需要对药物选择、用药时机和剂量进行非常仔细的微调（Brown，2017）。

有相当多的证据表明，经过适当调整，当兴奋剂药物在人体内发挥作用时，ADHD 治疗药物可以显著改善 ADHD 个体的执行功能障碍，但只能持续到药物失效之前的那个时候。对其中一些人来说，药物治疗带来的改善是巨大的；对另一些人来说，改善是可观的，尽管不是特别大；对其他一些人来说，药物治疗是有帮助的，但还不够。对于大约 1/5 的人来说，药物根本不起什么作用，还可能会引起令人不适的不良反应。

如何对个体进行兴奋剂药物治疗的"微调"

身体敏感度方面的个体差异可能会影响 ADHD 兴奋剂药物的最

有效剂量，以及可能为个体的日常计划提供最佳覆盖的给药时间。因此，需要仔细询问以进行"微调"，从而获得有效药物治疗的最佳方案。负责治疗的医生需要花时间去询问，而不仅仅是问"这种药对你有效吗"。有必要花时间针对特定反应询问更详细的问题，并将这些问题与当日时间联系起来。

要询问的第一件事是服药者是否经历过任何不良反应，包括觉得不舒服或发生任何不喜欢的事情（例如头痛、胃痛、睡眠或食欲问题）。如果报告有不良反应，接下来重要的是要询问这些问题是在一天中的什么时间发生的，持续了多长时间，以及什么时候消失了。是上午、下午还是晚上更多见？它是在一天中一直这样，还是开始后就停止了？它只发生在尝试药物的最初几天，还是持续存在，并在接下来的几天里变得更好或更糟？

在询问了可能的不良反应之后，接着需要询问是否注意到了任何改善或其他变化。这可以用从 1 到 10 的等级来衡量，1 表示根本无法集中注意力做必要的事情，10 表示非常专注并且能够相当好地工作。通常会在还没有服药的时候，先问来访者在那个量表上会给自己打几分。获得该基线水平后，临床医生就可以询问一天中不同时间（例如上午 8 点、10 点，下午 1 点、4 点、6 点，以及晚上 8 点）的感受在该尺度上的位置。

当把这些信息与一天中特定时间服用了多少剂量药物的信息联系起来时，临床医生就可以得出一个概况，说明药物起效的速度有多快，以及什么时候似乎就失效了。然后，可以把这些信息与吃饭、睡觉的时间以及来访者在一天中的不同时刻有什么任务和要求的信息进行比较。通过整合这些不同的信息，临床医生可以量身定做一个计划，以优化用药剂量，保障饮食和睡眠，并在一天中需要 ADHD 药物治疗的时间里提供最佳覆盖（Brown，2017）。

什么是"反弹"，如何判断用药量是否过高

有三个迹象表明兴奋剂药物的剂量可能过高。其中每一种迹象都出现于药物正在起作用的时候，然后随着剂量的逐渐减少而消退：

1. 服药者感觉"太过紧张"、不安，处于备战状态，然后这种感觉随着剂量的减少而消退；

2. 服药者感觉比往常更易激惹，对小的挫折比平时更易恼火；

3. 服药者太严肃，失去了他们的"活力"和自发性；他们也许能够很好地集中注意力，但他们不是正常的自己。

如果上述任何一种迹象连续几天在药物预期发挥作用的时间段内出现，但后面随着药效的逐渐消退而减弱，则很有可能是药物剂量对这个人来说太高了，或者对这个人来说这不是一种合适的药物。

然而，如果这个人在药物预期发挥作用的时间段内没有任何上述问题，而是在当天晚些时候药效预计会消失的时候出现这些问题，则很可能是反弹。这并不意味着剂量太高，因为剂量太高的话应该会在药物起作用的时间段内出现这些反应。相反，在药物预计会失效的时间段内出现这种反应表明是药物反弹（Brown，2017）。

"反弹"是一个术语，用来描述一个人在药物失效时的"崩溃"状态。通常这意味着药效下降得太快。可以通过在反弹发生前30分钟使用小剂量的短效药物作为"加强剂"进行纠正。这样会让曲线变得平滑，从之前的剂量水平更缓慢地逐渐衰减。使用加强剂量有两个原因：其一是防止发生过度不安、易激惹或缺乏自发性的反弹表现，其二是将药物作用的持续时间延长几个小时（Brown，2017）。

如何判断 ADHD 药物是否有效

如果一种兴奋剂药物有效地缓解了 ADHD 的损害，那么在药物起效期间，执行功能应该有明显的改善。本章前面提到过，这些改

善会随着药物的作用消退而减弱，正如戴眼镜或隐形眼镜带来的视力改善，在摘掉眼镜或隐形眼镜时也会消失。药物在真正起作用之前不会产生改善的效果，服药后的起效时间短则 30 分钟，长则可达 1.5 小时。如果一种兴奋剂药物在给定的剂量水平上产生了明显的效果，但几天或一周后就没有类似的改善效果了，则很可能是剂量基本达到了适合的水平，但还没有完全达到，此时稍微增加一点剂量就能恢复药效（Brown，2017）。

　　一些儿童和成人非常清楚他们的兴奋剂药物何时开始起效，何时失效。而其他一些个体则报告说，尽管他们的父母、老师、同事或朋友说，在药物发挥作用时可以看到相当明显的差异，但他们自己并没有感觉到任何不同。有时他们会说在服用药物的时候并没有感到情绪有任何变化，但确实注意到自己比平时完成了更多的工作，阅读更仔细，或更容易、更持久地记住信息。对 ADHD 药物有效性的关键测试，并不在于服药者是否感到药物引起了情绪的剧烈变化，而在于服用药物时是否能够比不服用药物时更有效地发挥他们的执行功能。

　　关于 ADHD 药物治疗更详细的信息，请参阅《关于儿童精神科药物治疗的直接讨论》（*Straight Talk About Psychiatric Medications for Kids*）第 4 版（Wilens and Hammerness，2016）和我编写的《跳出框架：重新思考儿童和成人中的 ADD/ADHD——实用指南》（Brown，2017），以及本书第 17 章中列出的其他材料。

ADHD 的非药物治疗

　　仅靠药物通常不足以治疗 ADHD。无论有没有药物治疗，持续的 ADHD 教育对 ADHD 个体和他们的家人都很重要，这样所有人都可以了解 ADHD 是什么，以及它不是什么。重要的是要意识到，ADHD 是一种可在家族中高度遗传的问题，而且与表面上的情况相反，它并不是由于缺乏意志力。这是大脑化学方面的一个问题。与此同时，重要的是要知道，ADHD 不是在学校、家庭生活和工作中缺乏持续努力的借口。

针对 ADHD 开展教育对于避免采用错误方法解决注意力问题也很重要。许多网站宣传使用各种计算机程序或游戏"训练大脑"来治疗 ADHD。其他建议的治疗方法包括定期避免食用某些食物（排除性饮食），或食用广告中宣传的各种增强大脑功能的膳食补充剂。目前，没有明显的科学证据表明这些替代疗法在减轻 ADHD 损害方面是有效的。

在小学、初中或高中，有 ADHD 的学生可能有资格获得一些辅助，比如延长考试时间、替代座位、延长完成作业的时间，或者学校向家庭更频繁地反馈其工作和行为。关于这些辅助措施的安排，家长可以要求与学校工作人员会面，看看学生是否有资格根据联邦法律（如第 504 条）或《残疾人教育法》获得辅助。

有 ADHD 的大学生可以向学院或大学的残疾学生服务办公室申请第 504 条条款中的辅助。根据 1990 年《美国残疾人法》或 1973 年《康复法》第 504 条的规定，有 ADHD 的成年雇员可能有资格在工作上获得辅助，以保护他们在工作分配、培训、晋升或其他工作条件方面免受歧视。

对于许多与 ADHD 做斗争的个人和家庭来说，支持性咨询、认知行为疗法、心理治疗或 ADHD 教练可能有助于处理一些特殊的危机或解决与 ADHD 相关的持续存在的困难。专门从事这方面工作的医生、顾问和教练可以在 CHADD.org 网站或 *ADDitude* 杂志的电话号码簿（https://directory.additudemag.com）中找到。然而，不幸的是，许多家庭没有获得这些帮助所需的资金或保险。关于 ADHD 非药物治疗更详细的信息，可以在我编写的《跳出框架：重新思考儿童和成人中的 ADD/ADHD——实用指南》（Brown，2017）和本书第 17 章列出的其他资源中找到。

（刘倩溶　译，刘璐　苏怡　校）

15

阿斯伯格综合征：
大脑社交情感系统的问题

阿斯伯格综合征是一组特质的总称。这些特质包括社交笨拙，以及长期难以理解自身或他人的感受和观点等。具有这类特质的儿童或成人，其智力水平通常处于中等或者偏上的水平。阿斯伯格综合征曾经是一个独立的疾病诊断，在 2013 年的诊断指南中被取消，并被纳入孤独症谱系障碍的诊断。本章将描述阿斯伯格综合征，并且主张将其作为孤独症谱系障碍中一个独特的综合征来看待。

本书前言中提到的 10 岁男孩丹不仅有 ADHD，同时也存在阿斯伯格综合征相关的问题，包括社交笨拙、交流困难等，这些问题在与同龄人的互动中表现得尤为明显。本章将对阿斯伯格综合征的特征进行描述。

1944 年，奥地利的一名儿科医生汉斯·阿斯伯格发表了一篇学术论文，报道了一位聪明但在社交方面相当笨拙的儿童。尽管 1994 年版美国精神病学协会诊断指南将阿斯伯格综合征作为了一个独立的诊断，但在 2013 年版的 DSM-5 中，该独立诊断被取消，并将其纳入孤独症谱系障碍的诊断。目前的诊断指南中并没有对阿斯伯格综合征的描述。

阿斯伯格用"孤僻的"一词来形容他所研究的那些社交笨拙的儿童，但这些儿童与早期坎纳等报道的美国和英国的大多数与社会脱节的孤独症儿童存在明显不同。阿斯伯格综合征儿童有一定的与他人交往的兴趣，智商相对较高，不存在显著的语言发育受损。约翰·多恩和卡伦·朱克在《不同的音调——孤独症的故事》(*In a Different Key：The Story of Autism*) 一书中，对阿斯伯格所研究的男孩们的特征进行了描述：

> 大多数阿斯伯格综合征男孩……看起来都在努力与他人，通常是成人，建立联系，但这些关系充满了焦虑，并被他们的怪异性格所破坏，这些怪异的性格很难获得他人的善意和理解。他们难以与其他儿童建立人际关系，并经常受到他人的无情嘲笑……他们非常呆板，只关注字面意思而难以领会到他人的非言语信号——挑起的眉毛、耸肩和叹息、说了一半的话……大多数阿斯伯格综合征儿童非常啰唆……他们说话的方式更像成人而不是同龄人，语法精确并大量使用他人觉得奇怪或不舒服的词汇。这些男孩也存在兴趣狭窄，仅对一到两项事物感兴趣并痴迷于此……他们的语言能力对社会关系造成了破坏……尽管在人际交往方面存在困难，大多数男孩具有较强的学习能力。
>
> （Donvan and Zucker，2017，第 320—321 页）

麦克帕特兰德、克林和伏克马在其编写的《阿斯伯格综合征》（*Asperger Syndrome*；McPartland，Klin，and Volkmar，2014）一书首章中，对阿斯伯格描述的综合征进行了总结。尽管这些儿童有出色的认知能力和语言能力，但他们在社交方面存在显著困难，这些困难表现在：

1. "小教授"式的说话方式：倾向于对自己感兴趣的事情长篇大论，但在实际交流方面存在一些困难，例如识别面部表情、手势、音调变化，以及对非语言暗示做出反应等。

2. 兴趣狭窄：以自我为中心，专注于非常规且局限的兴趣。对这些兴趣的关注占据了儿童生活中的大部分时间，并使其对同龄人常见的兴趣视而不见。

3. 难以处理自己的感受：经常试图将之理性化，同时表现出缺乏同理心，难以理解社交暗示。

4. 笨拙和缺乏身体意识：大运动协调能力差，以至于无法有效地参与团体活动；缺乏良好的精细动作协调能力，以至于书写困难。

5. 在学校里存在行为问题：通常由社交理解困难引起的顺从性差、抗拒性、有时是攻击性所致。

由于 DSM-Ⅳ 中阿斯伯格障碍诊断标准的局限性，许多临床医生，尤其是欧洲和澳大利亚的医生，优先采用了克里斯多夫·吉尔伯格等制定的阿斯伯格综合征诊断标准（Gillberg et al.，2001），以简略的方式展示如下：

1. 社交障碍（极度地以自我为中心）（至少符合 2 条）：

   - 与同龄人互动困难
   - 对同伴交往不感兴趣
   - 难以理解社交暗示

- 有不恰当的社会性或情感性行为

2. 兴趣狭窄（至少符合 1 条）
   - 不喜欢其他活动
   - 机械性重复
   - 生搬硬套，不解其意

3. 刻板的程序、仪式和兴趣（至少符合 1 条）
   - 强加给他人
   - 强迫自己遵守

4. 语音和语言特点（至少符合 3 条）
   - 语音发育迟缓
   - 貌似完美的语言表达
   - 正式的、学究式的发言
   - 语调尤其是发音特点奇怪
   - 理解困难，误解字面 / 隐含意思

5. 非言语性交流问题（至少符合 1 条）
   - 手势使用匮乏
   - 身体语言笨拙
   - 面部表情不丰富
   - 不恰当的面部表情
   - 古怪、生硬的凝视

6. 动作笨拙
   - 神经发育测试中表现差

史蒂夫·希尔伯曼在《神经部落——孤独症的遗赠》（*NeuroTribes：the Legacy of Autism*；Silberman，2015）一书中，摘录了阿斯伯格著作的一部分内容，即阿斯伯格诊治的某些儿童是高智力水平的。他写道：

> 他们具有从一个新的角度看待身边事物和事件的能力，这

使他们表现得异常成熟。这种能力可持续终生，某些情况下可使他们取得常人难以企及的成就。例如，抽象能力是进行科学研究的前提条件之一。事实上，我们发现许多成功的科学家皆为孤独症人士。

（Silberman，2015，第 103 页）

阿斯伯格也意识到，孤独症不仅仅是一种儿童期障碍，也是一种通常持续终生的特质。他如下描述了他所诊治的一个求助者：

在学校表现很差，不修边幅，而且似乎对他人极度忽视，以至于与熟人迎面相遇时也认不出来……由于其粗鲁的举止，他差点无法读完小学，最后是因其在数学方面的能力才免于被开除。通过恳请老师们给予他额外的补习，他最终通过了大学入学考试。大一时，他开始对理论天文学感兴趣……并很快发现牛顿的理论证明中存在一处错误。随后他以此为主题完成了毕业论文，并成为一所名牌大学的天文学助理教授……尽管他的行为举止依旧非常不得体和笨拙。

（Silberman，2015，第 105 页）

阿斯伯格认为，并不是所有的孤独症个体皆是高智商人群，或能够在科学或其他领域取得成功。他写道，孤独症人群：

能力水平各异，既有具备高度创造性的天才，也有活在自己的世界中并且成就很低的怪人……孤独症个体间的差异不仅在于他们交往障碍的程度和智力水平，也在于他们与生俱来且多样化的个性和特殊兴趣。

（Silberman，2015，第 98—99 页）

阿斯伯格的这一声明提出了两个经常被忽视的重要观点。首先，阿斯伯格综合征个体并不完全相同，他们的智力水平、性格特点及特殊兴趣存在很大差异。对此进行强调的一种说法是："当你遇到了一个阿斯伯格综合征人士，你遇到的只是这个有阿斯伯格综合征的人。"并没有某种单一的关于智力或性格的概述可以涵盖所有阿斯伯格综合征个体的特征！

其次，阿斯伯格的声明强调了一个事实，即某些阿斯伯格综合征个体的特征不仅体现在损害上，也体现在智力和个性优势、特殊兴趣、"与生俱来且多样化"的能力上。多年以来，许多存在阿斯伯格综合征的人在科学、数学、经济学、哲学、科技、音乐、戏剧、艺术以及其他领域做出了持续的贡献。阿斯伯格也说道，"不幸的是，大多数情况下，孤独症带来的优势抵不过其负面影响"（Silberman，2015，第104页）。但我们应该慎重对待阿斯伯格的观点，因为他仅描述了局限的临床就诊人群中的"病例"，而非当时或其后在更大的人群中出现的情况。

阿斯伯格对孤独症的描述与几十年后美国盛行的看法有三处不同。首先，他认为孤独症有遗传倾向："我们进行更深入的了解后会发现，在每个病例的父母或亲戚中，都能够识别出孤独症相关的早期表现"（Silberman，2015，第99页）。其次，他认为孤独症并不是单基因遗传病，这些复杂特质的形成是多基因决定的，是多个基因相互作用的结果。最后，尽管他的研究中仅涵盖了男性，但他认为女性也可以有孤独症：

> 尽管我们并未遇到完全符合孤独症表现的女孩，但我们发现，一些孤独症儿童的母亲，其行为具有明显的孤独症特征……这可能只是因为我们的病例中没有女孩，也有可能是女性的孤独症特征在青春期后才会开始显现。我们并不知道具体是哪种情况。

> （Silberman，2015，第99页）

阿斯伯格综合征个体的优势和困难

在思考阿斯伯格综合征个体的认知优势和困难时，要重点考虑到智力包含的多种类型。哈佛的一位教授，霍华德·加德纳，对人类只具有智力测试得出的单一类型的智力提出了质疑。加德纳在其所著的《心智的结构——多元智力理论》（*Frames of Mind: the Theory of Multiple Intelligences*；Gardner，2011）中，将智力分为七种，它们差不多相互独立。他也声称，由于基因和环境的双重影响，下面列出的每种智力相关的优势和劣势，在个体间以及每个个体的一生中可能存在显著差异：

- 语言智力
- 空间智力
- 音乐智力
- 逻辑–数学智力
- 躯体–运动智力
- 人际智力
- 内省智力

加德纳指出，人际智力和内省智力是密切相关的，而且两者共同塑造了每个个体独特的自我意识：

> 内省智力主要与个体……对自身感受的认知有关，而人际智力则是向外关注他人的行为、感受和动机……一般情况下，两者是共同发展的，缺一不可。

> （Gardner，2011，第 232—233 页）

相对来说，阿斯伯格综合征个体的语言、空间和逻辑–数学智力较好，这些智力在一些学术和技术领域中可发挥重要作用。同时，他们的人际智力和内省智力较弱，这类社交情感相关的智力在不同文化的日常社交中都很重要。

"系统化"和"共情"

剑桥大学孤独症研究中心主任西蒙·巴伦-科恩提出了另一个看待阿斯伯格综合征个体优势和困难的视角。巴伦-科恩在其2003年所著的《本质区别》（*The Essential Difference*）一书中，提出了一个理论：通过对比男女性认知的固有模式来理解孤独症的特质（Baron-Cohen，2003）。他认为，阿斯伯格综合征个体具有独特的认知模式，他们倾向于以一种情感分离的、智力抽象的、分析性的方式看待这个世界和他人。这种有偏的模式在某些方面对他们是有利的，但是对他们的社会发展和人际交往产生了损害。

巴伦-科恩将这种有偏模式称为一种极端的"系统化"处理，在这种模式下，人会试图分析、探索并建构一个系统。"系统化者"直观理解事物运行的规律，或者探求系统行为背后的规则，以理解和预测这个系统或者构建新的系统（Baron-Cohen，2003，第3页）。他将之归结为一种"男性脑"的极端模式。他指出，这种模式在理解许多物体、程序和事件时非常有用，但无助于与他人的日常交往。

与此相反，巴伦-科恩（Baron-Cohen，2003）将"女性脑"的极端模式描述为"与生俱来的共情"，致力于"识别他人的情感并以恰当的情感予以回应"。他强调，这种共情并不像某些精神障碍人士那样，冷漠无情地计算他人的想法和感受。相反，"共情在我们感受到恰当的情感反应时发生，是一种由他人情感引发的情感，目的是理解他人、预测他人的行为以及在情感上与他人产生连接和共鸣"（第2页）。

巴伦-科恩指出，系统化和共情是两种完全不同的模式。

> 一个人会运用一种模式——共情——来理解个体的行为，然后运用另一种模式——系统化——来预测其余的所有事情。系统化时，你需要保持客观，以监测信息和追踪导致信息变化

的因素。共情时，你需要有一定程度的同理心，以认识到和你互动的是一个人，一个有感受并且其感受可以影响你的人，而非一个物体。

（Baron-Cohen，2003，第 5 页）

在此理论模型中，巴伦-科恩认为我们每个人都同时具有系统化和共情的能力，但是因个体偏重的方面不同而有所不同。他的观点是，对大多数人来说，这两种认知模式是相对平衡的，而阿斯伯格综合征个体的特点则是系统化能力较强而共情能力相对较弱。他们可能是极度逻辑化和理智的，但在理解情感或心理互动方面则处于劣势。另一项研究的结果也支持了上述理论。此研究募集了 50 万余人，其中包括 36 000 名孤独症人士（Greenberg，Warrier，Allison，and Baron-Cohen，2018）。

巴伦-科恩认为，"在根本上，系统化和共情依赖于独立的脑区集合……具有不同的神经生理学基础"（Baron-Cohen，2003，第 6 页）。他也认为，这些特质具有一定的遗传学基础和家族遗传性。他指出，相较于人文学科，在数学、物理学和工程学方面有天分的家族，其孤独症和阿斯伯格综合征的患病率更高。

"情商"

另一个解释阿斯伯格综合征个体缺陷的角度是，他们的"情商"更有限。1990 年，心理学家彼得·沙洛维和约翰·梅尔发表了一篇题目为"情商"的论文，对加德纳提到的"个人智力"（人际和内省智力）进行了详细阐述。他们将情商定义为"一种可以监测到自身及他人的感受和情绪并据此调整想法和行动的能力"（Salovey and Mayer，1990）。尽管目前尚无阿斯伯格综合征个体情商的相关研究，但是一些用来评估情商相关能力的评分量表项目显示，阿斯伯格综合征个体在这方面是相对较弱的。

几十年前，心理学界曾用术语"述情障碍"来描述成人的情商缺乏。"述情障碍"是一个希腊语词汇，意思是"对感受和情绪的表达缺乏"。20 世纪后期，一些心理学家和精神病学家，大部分是精神分析学家，用此术语来描述他们在心身障碍、进食障碍、创伤后应激障碍和物质依赖人士中发现的一种损害综合征（Taylor and Bagby，in Bar-On，Parker and Goleman，2000）。

述情障碍综合征包括长期难以识别自身感受以及向他人描述这些感受，同时也与难以识别他人面部表情、共情能力差和回忆梦境困难等相关。有趣的是，除了少数例外（如 Fitzgerald and Bellgrove，2006），述情障碍与阿斯伯格综合征或孤独症的相似性尚未得到认识或研究。早期被认为存在述情障碍的成年个体，现阶段有可能被诊断为成人期阿斯伯格综合征。

阿斯伯格综合征个体的感觉加工异常

对阿斯伯格综合征个体的优势和困难进行的大多数研究和讨论，仅仅关注于认知和社交功能。但几十年前天宝·葛兰汀的研究以及当前的研究认为，感觉加工异常是阿斯伯格综合征个体生活中一个重要且经常存在的问题。她认为，包括像她一样的高功能人群在内，9/10 的孤独症个体存在一种或多种感觉障碍（Grandin，2014，第 71页）。她写道：

> 对于我和其他孤独症谱系障碍个体来说，对正常人没有影响的感知体验，对我们来说可能是严重的生活压力源……噪声听起来像是牙医的电钻直接钻在神经上一样……有些人会觉得袜子的接缝处或者羊毛等粗糙材质像是在不断地烧灼皮肤……而对另一些人来说，即使别人的手轻轻碰触胳膊也是疼痛

的……感觉就像刮胡刀划过了他们的皮肤。

（Grandin，2014，第 102 页）

葛兰汀还指出：

> 个体之间及同一个体内的感觉敏感性是多种多样的。一个人可以对某种感觉（如听觉）敏感，而对另一种感觉（如触觉）迟钝……更复杂的是，同一个人的感觉敏感性在一天内也可能发生变化，尤其是劳累或紧张时。

（Grandin，2014，第 103 页）

对没有体会过的人而言，这些敏感性可能是短暂而微不足道的，但是葛兰汀说道：

> 孤独症 / 阿斯伯格综合征个体首要的感觉问题通常是听觉问题。有以下两种：①对噪声敏感；②听不到一些细节，如难以从声响中辨别出某一种声音，或者难以识别单词的重辅音……听觉敏感使得这类人根本无法忍受一些日常场所的声音，包括餐厅、办公室和比赛场地等场所的声音，即使是那些受过训练的、智力和语言水平较高的阿斯伯格综合征个体。

（Grandin，2014，第 106 页）

过去十年的研究发现有三种异常的感觉加工——高反应性、低反应性和感觉寻求——广泛影响了孤独症谱系障碍个体的语言、交流和社交功能。例如对别人言语、面部表情和身体语言中隐含的情绪信息加工困难，难以屏蔽背景杂音以听清别人说的话。神经环路的高反应性可引起对感觉信息的知觉上调，从而导致对眼睛或面部表达的情感线索回避，以及社交回避。对感觉刺激的低反应性则可引起恰当回应的缺乏，以及多感觉整合功能差，进而损害社交（Thye et al.，2018）。

阿斯伯格综合征人士有多少

目前为止，几乎不太可能精确估算出一般人群中阿斯伯格综合征个体的数量。主要问题是，目前美国疾病预防控制中心（CDC）现有的数据仅仅是基于已诊断孤独症谱系障碍的儿童得出的。并且，目前的统计并未对损害的类型或程度进行恰当的区分。

过去的十年中，越来越多的儿童被诊断为孤独症谱系障碍，通常简称为"谱系"。2008年，美国 CDC 估计每 125 名儿童中就有 1 名符合孤独症谱系障碍的诊断，而到 2018 年时，这个比例一下增长到了 1/59。

CDC 的上述数据存在一个问题，即他们的估算仅仅是基于诊断孤独症的 8 岁儿童得出的。在早期发病并确诊孤独症的儿童中，超过 50% 皆存在明显的智力障碍、严重的语言发育延迟和社交能力的显著受损。而许多智商中等偏上的孤独症儿童，直到 8 岁甚至更久以后，通常是中学阶段才能得到确诊。在这个阶段，他们才开始面临同伴交往增多，同时成人监护减少的挑战。有些人直到成年才被诊断出来。很可能，这类不存在智力缺陷但存在孤独症表现的人群大多数不包括在 CDC 的统计中。因此，如果纳入这些在儿童后期甚至更晚才确诊的人群，比例可能会更高。

对孤独症谱系障碍的研究大多集中在 8 岁以下儿童中，其中多数儿童语言发育明显迟缓，IQ 得分处于平均线以下至智力发育迟缓之间。相对来说，对 IQ 中等偏上、语言发育充分或早熟的孤独症谱系障碍儿童的临床关注或研究较少，而这部分儿童的数目其实更多。这部分儿童通常不会被识别、诊断并得到帮助，即使被发现，也是在青春期或成年期。

目前的研究估计，孤独症谱系障碍（ASD）人士中，智力发育迟缓者约占 32%，智力边缘者约占 24%。智力处于中等或偏上水平者约占 44%（Christensen et al.，引自 Volkmar，2019）。考虑到上述估算中存在的问题，以及纳入成年人后，符合阿斯伯格综合征诊断的实际人数可能远远大于目前估计的数量。

单纯的 IQ 并不足以显示孤独症个体的日常功能表现

"高功能"一词通常用于描述不存在智力缺陷的孤独症个体。这些智商≥70 的高功能个体，经常被认为具有更强的日常生活技能以及更好的长期结局。然而，临床观察发现事实并非如此。2019 年在澳大利亚进行的一项研究纳入了 2000 名孤独症谱系障碍儿童，对诊断时存在智力缺陷和智商≥70 的儿童进行了比较。两组儿童都完成了文兰适应行为量表（VABS）的评定，以评估他们的日常功能（Alvares et al.，2019）。

结果发现，存在智力缺陷的孤独症谱系障碍儿童，其日常适应功能的表现基本上与较低的 IQ 相匹配，而 IQ 较高的儿童，其日常功能表现与较高的 IQ 之间存在差距，且这种差距会随着年龄的增长而逐渐增大。因此，研究者们认为，仅仅基于 IQ 判定的"高功能孤独症"并不是一个精确的临床描述。

基于上述结果，研究者们提出，在评估孤独症谱系障碍个体时，不能仅仅考虑 IQ，还应考虑语言发育等其他影响日常功能的复杂因素。相较于仅仅基于 IQ，这种更为全面的评估和识别优劣势的方法，可以为设计增强日常功能的干预措施提供更为坚实的基础。

并非所有孤独症谱系障碍个体都缺乏社交动机

由于孤独症个体经常表现出缺乏眼神对视或对他人所看、所说、所想不感兴趣，人们经常会认为他们对社会缺乏兴趣、更喜欢独处以及对社交不感兴趣。2018 年贾斯瓦尔和阿赫塔尔的一篇报道对此提出了质疑（Jaswal and Akhtar，2018）。他们评估了各类孤独症谱系障碍人士，并提出了多数时候孤独症谱系障碍人士与他人保持距离的另一种解释。

对许多而并非所有孤独症谱系障碍个体来说，社交动机显著缺乏的原因可能在于社交理解和技能的缺乏，而非缺少与他人交往的兴趣和意愿。本书第一章中，四个聪明且成功的成人 ADHD 和阿斯伯格综合征人士的讲述与此一致。例如，约翰·罗比森在其自传中写道：

> 有许多关于孤独症和阿斯伯格综合征的阐述将像我这样的人描述成"不想与他人接触"或"更喜欢一个人玩耍"。我不能代表其他孩子……但我从不愿意形单影只……我之所以自己一个人玩，是因为我不擅长和别人一起玩。由于自身的局限，我感到孤独……
>
> （Robison，2008，第 211 页）

本书第一章也引用了辛西娅·金的话：

> 成年后，如果你仍然缺乏大多数人在六年级时就掌握的社交技能，那么生活会变得更加混乱和难以驾驭……普通人能潜移默化地获得社交技能……而我们需要被清晰地教会社交技能。
>
> （Kim，2015，第 32—34 页）

贾斯瓦尔和阿赫塔尔的研究提示，许多孤独症谱系障碍个体缺乏社交动机的表现可能存在多种解释。而实际上，他们可能只是缺乏那些社交所必需的技能，这些技能对他们来说是难以掌握的。上述研究引发了其他学者的进一步讨论，为他们的结论提供了进一步的支持。上述这些缜密的讨论很多与原始文章一起发表。

阿斯伯格综合征的损害持续多久

一些研究发现，许多儿童期符合 ASD 诊断的个体，其孤独症相关损害的程度并不是终生不变的。一项回顾性研究纳入了 405 名符合儿童期孤独症谱系障碍诊断的青少年和成人，发现其当时的功能在多个维度上都得到了较大的改善。根据当时的功能评分，只有一半的人仍然符合孤独症的诊断，而 11% 的人不再符合任一孤独症谱系障碍的诊断标准（Seltzer，Lord ，Swe et al.，2003 ）。

与此一致的是，早期一项随访研究也发现："孤独症的自然进程就是症状逐步缓解，伴有持续存在的残余社交障碍"（Rumsey，Rapoport，and Sceery，1985 ）。然而，临床经验表明，这些"持续存在的残余社交障碍"无论如何改善，都可能对社交、学业和经济产生消极影响，这些对受影响的个体及其家庭来说都是困难的、有压力的和痛苦的。

一项全国性的代表性研究比较了 ASD 与另外三种障碍（语音 / 语言障碍、学习障碍和智力障碍）人群的高等教育和就业情况。以上研究对象的年龄范围为 19 ～ 23 岁，皆在高中阶段接受了特殊教育。结果发现 ASD 人士中，34% 完成了 2 年或 4 年的大学学业，55% 在高中毕业后的 6 年内曾经从事过有偿工作。在那些 ASD 人士中，高中前两年退学的人里超过 50% 没有就业和继续学业（Shattuck，Narendorf，Cooper et al.，2012 ）。

该研究表明，相较于其他三种障碍人群，ASD 个体的就业率最低，并且除了智力障碍组以外，未接受高等教育的比例最高。家庭收入较高、功能较好的 ASD 个体接受高等教育和就业的比例较高。作者认为：

> 高中毕业后，ASD 青年人处于一个努力适应就业和高等教育的特殊高风险阶段。这些发现提示，针对 ASD 青年人的特殊

的过渡期规划可能存在缺口，这类人群可能存在特殊的融入社会的障碍。

（Shattuck et al.，2012，第 1047 页）

另一项对高中毕业后的就业情况进行的研究发现，90% 以上具有情绪失调、语音 / 语言障碍和学习障碍的青年人曾在高中毕业后参加工作，而只有 58% 的 ASD 青年人在其二十岁出头时参加工作（Roux，Shattuck，Rast et al.，2015）。接近 42% 的 ASD 青年人从未参加过有偿工作。研究者们发现，影响就业有以下四个因素：

- 交谈能力：交谈技能最强的研究对象中近 90% 曾成功就业，而在交谈技能最弱的研究对象中，这个比例只有 15%。
- 工作经验：高中时曾参加过有偿工作的研究对象，其就业率（90%）是未参加过工作的研究对象（40%）的两倍以上。
- 种族：白人的就业率（66%）约为黑人和拉丁裔（分别为 37% 和 34%）的两倍。
- 家庭收入：家庭收入较高（超过 75 000 美元）的研究对象，其高中毕业后的就业率接近 72%，而在家庭收入较低（低于 25 000 美元）的研究对象中，这一比例为 33%（Roux，Shattuck，Rast et al.，2015）。

需要注意的是，这两项研究关注的都是高中时接受了特殊教育的学生的高等教育和就业情况。尽管部分阿斯伯格综合征个体高中时接受了特殊教育，但他们中的大多数并不需要这种特殊教育。交谈能力较强，尤其是家庭经济条件较好且无需面对种族偏见的人，会更顺利地进入后续的高等教育和就业阶段。但是临床经验和本书中的示例都提示，即使对认知功能和家庭支持较好的阿斯伯格综合征及 ADHD 个体来说，向大学或就业的过渡也是极具挑战性的。

目前，只有个别研究对阿斯伯格综合征个体所面临的高等教育的现况进行了研究。例如，格尔巴、谢夫齐克和赖肖（Gelbar，

Shefcyk, and Reichow, 2015）调查了 35 名在校或应届毕业的大学生，大多数都曾经被诊断为阿斯伯格综合征。他们的平均 GPA 是 3.27。尽管在执行功能以及熟悉校园社交环境方面存在一定的困难，但他们多数都顺利完成了学业。多数人也获得了学校为特殊困难学生提供的支持和帮助。

阿斯伯格综合征是一个独立于孤独症的诊断吗

基于人群的研究发现，许多人具有某些孤独症特质，但并不符合孤独症或阿斯伯格综合征的所有症状表现。既往一项研究试图回答这样一个问题：符合孤独症所有症状表现的个体是否构成了一个具有自身病因的独立类别？或者具有阿斯伯格样特质，如存在社交、对自我和他人的认知及社会功能异常的个体，是否与孤独症表现相似但具有完全不同的遗传因素（Lundström，Chang，Rostam et al.，2012）？

为了回答上述问题，研究者们募集了瑞典的 3400 对 9～12 岁、具有孤独症或孤独症特质（ALTS）的双胞胎儿童，对其遗传特征进行了研究。结果发现，ASD 个体与一般人群中具有孤独症特质，但并不符合孤独症所有症状表现的个体相比，两者的遗传特征并不存在明显差异。

考虑到阿斯伯格综合征的个体与完全符合孤独症症状表现的个体的遗传特征是相关的，将阿斯伯格综合征归入孤独症谱系障碍中也是合理的。然而，鉴于阿斯伯格综合征个体与其他语言、智力损害更重的孤独症谱系障碍个体之间的显著差异，尤其是智力和语言能力的差异，显然需要将阿斯伯格综合征视为孤独症谱系障碍中的一个特殊诊断类型。识别阿斯伯格综合征和其他损害更重的孤独症谱系障碍个体之间的异同很重要。这两个群体的生态背景和需求是相当不同的。

该领域的研究者们强调，应该重视孤独症谱系障碍个体的言语 IQ 和实际的语言技能之间的差距，并为他们提供有效的治疗和支持。划分孤独症谱系障碍的亚型是非常重要的（Lai，Lombardo，Chakrabarti，and Baron-Cohen，2013）。

为什么把这组症状集称为阿斯伯格综合征

在医学领域，使用第一个公开描述该综合征的研究者的名字命名某种特定的综合征并不少见。近些年来，有些人认为不应该以阿斯伯格的名字来指代他首个描述的此综合征。原因是有些人通过历史研究发现，阿斯伯格在澳大利亚时涉嫌与纳粹合作，将一些残疾儿童送往某地，其中一些孩子在那里被蓄意杀害。在我们诊所，我们延续使用了此名字的非所有格形式来描述这个综合征。理由是几十年来，许多人会自豪地宣称自己得了阿斯伯格综合征或"Aspies"。我们认为没有必要阻止他们用此标签来识别自身症状。就连致力于取消 DSM 中阿斯伯格综合征独立诊断的研究者们，也认为没有理由禁止倡导组织使用这个阿斯伯格这个术语定义自己的团体，或者限制个人用这个术语来识别自身症状（Lord and Jones，2012）。

阿斯伯格综合征应该如何评估

与 ADHD 一样，目前尚没有阿斯伯格综合征的客观诊断标准，如实验室检测、脑影像学检查或者计算机测试等。而且目前，阿斯伯格综合征并不是 DSM-5 中的一个正式诊断。正如本章前面所解释的，那些具有阿斯伯格综合征特征的人目前被认为应该简单地诊断为孤独症谱系障碍。

前文提到的遗传相似性为将阿斯伯格综合征纳入孤独症谱系障碍提供了支持。然而我认为，即使将阿斯伯格综合征纳入孤独症谱系障碍，也应该有一套鉴别诊断来阐明阿斯伯格综合征与其他孤独症谱系障碍之间的不同。

阿斯伯格综合征和其他孤独症谱系障碍的主要区别是，阿斯伯格综合征个体具有与其年龄相当的语言发育水平，以及中等偏上的IQ。但这并不意味着相对于其他孤独症谱系障碍个体来说，这些阿斯伯格综合征个体就是"高功能"的。就像本章前文提到的，高智商并不等同于较强的日常生活功能。实际上，正如本书列出的 12 个案例一样，阿斯伯格综合征个体经常存在情绪和社交方面的障碍，并显著损害他们日常生活中的多个方面。

尽管 DSM-5 并未纳入阿斯伯格综合征的诊断，但 DSM-Ⅳ 中阿斯伯格综合征的诊断标准仍可以用于临床评估，只是评估者们需要注意到诊断标准中列出的症状并不需要每一条都满足。诊断标准仅要求符合社交损害症状中的"至少两条"、重复刻板行为和兴趣表现中的"至少一条"。DSM-Ⅳ 对阿斯伯格综合征的诊断标准中最重要的是诊断条目 C：对社交、工作或其他方面的功能造成了显著的损害。

DSM-Ⅳ 诊断标准也明确规定，阿斯伯格综合征的诊断应该符合"语言不存在临床显著的发育延迟"和"认知发育或与年龄相当的自理能力、适应能力（除了社交互动）发育，以及儿童期对环境的好奇心等，不存在临床显著的发育延迟"（American Psychiatric Association，2000，第 84 页）。DSM-Ⅳ 诊断标准可能需要完善，但它确实是区分阿斯伯格综合征、孤独症谱系障碍以及无明显孤独症特质人群的一个良好开端。

目前，如果希望像我们诊所这样使用 DSM-Ⅳ 诊断标准作出"非正式"的阿斯伯格综合征诊断，评估者应是同时熟知 ASD 诊断标准和 DSM-Ⅳ 中阿斯伯格综合征诊断标准的临床医生或精神科医生。评估者还应熟知 ADHD 的诊断标准，以及被评估者所处年龄段常见的执行功能范围。另外，评估者还应熟悉那些与阿斯伯格综合征和

ADHD 相关的认知、行为、情绪和学习障碍。

尽管一些内科医生、心理学家和精神科医生足以胜任 ADHD 和阿斯伯格综合征的诊断和治疗，仍有许多心理学家和心理健康从业者没有或缺乏诊断和治疗儿童、青少年或成人孤独症谱系障碍的经验和训练。麦克杜格尔指出了 ASD 患病率正在快速增长，也指出了医疗培训在这方面的差距：

> 许多为正常成人提供医疗服务的人，在其职业生涯中从未评估或治疗过孤独症。可能是时候要求在医学生和住院医师的培养中，加入对包括孤独症在内的发育障碍性疾病的全面学习和临床实习了。

（McDougle，2013，第 566—568 页）

许多心理学家和精神病学家也同样缺乏专业训练。

评估阿斯伯格综合征的主要工具是详细的临床访谈，访谈对象包括被评估者本人，以及对被评估者的日常社会表现足够熟悉的父母、伴侣或朋友。访谈内容包括学习或工作、家庭生活和社会关系方面的日常功能表现，以及健康状况、发育史、目前的生活压力，可能的共患病，及参考资料中列出的其他方面。

除了采用 DSM-Ⅳ 诊断标准，阿斯伯格综合征的评估还包括使用规范的评定量表。在我们的诊所中，第 2 版社交反应量表（SRS-2；Constantino and Gruber，2012）经常被用来评估疑似阿斯伯格综合征的儿童、青少年和成人。此量表总共包含 65 个条目，大约 15 ～ 20 分钟可以完成，涵盖了社交知觉、社交认知、社交沟通、社交动机，以及兴趣狭窄和重复行为等方面的内容。根据适用年龄范围，SRS-2 分为三个版本，即学龄前版（4 岁前）、学龄版（4 ～ 18 岁）和成人版（19 岁及以上）。

Ritvo 孤独症阿斯伯格诊断量表修订版（Ritvo，Ritvo，Guthrie

et al.，2010）也可作为成年人的诊断量表，用于评估 18 岁或以上、智力中等或偏上的成年人是否存在阿斯伯格综合征或孤独症。此量表包括四个因子：社交关系、兴趣受限、感觉运动和社交焦虑。女性孤独症谱系障碍状况量表修订版是特别为 18 ～ 72 岁的女性设计的，包括五个因子：①想象力和表演；②伪装；③感觉敏感性；④社交；⑤兴趣。已有研究证明，此量表在判别成年期孤独症女性方面有效且判别性较高（Brown，Attwood，Garnett，and Stokes，2020）。值得注意的是，除非（或直到）DSM 或 ICD 诊断标准将阿斯伯格综合征作为 ASD 中的一个正式疾病诊断，否则该综合征的保险范围认定只能基于目前 ASD 的诊断标准。阿斯伯格综合征的诊断可以作为一种教育工具，用来帮助个体及其家人理解疾病，也可用在心理报告中，但此诊断不太可能作为保险报销的依据。

阿斯伯格综合征的药物治疗

目前，尚无正式批准用于治疗阿斯伯格综合征或孤独症的药物。只有两种被 FDA 特殊批准，用于治疗 ASD 儿童易激惹和焦虑的非典型抗精神病药物：利培酮和阿立哌唑。不过，许多阿斯伯格综合征或其他孤独症谱系障碍个体会接受一些药物来治疗某些损害相关的特定症状。

附属于"孤独症之声"的临床专家委员会对 ASD 儿童中 ADHD 症状的药物治疗进行了综述（Mahajan et al.，2012），发现 41% ～ 78% 的 ASD 儿童存在 ADHD 症状。此综述纳入了 1200 余篇对 ADHD 及 ASD 儿童中 ADHD 相关症状进行药物治疗的研究，并汇总分析。涉及的药物包括：中枢兴奋剂，如各种哌甲酯、安非他命；α 受体激动剂，如胍法辛和可乐定；非典型抗精神病药物，如利培酮和阿立哌唑；以及托莫西汀和去甲替林。

　　基于这些研究数据，马哈詹等（Mahajan et al.，2012）推荐中枢兴奋剂——哌甲酯或安非他命——作为治疗 ASD 中 ADHD 症状的一线治疗药物。但值得注意的是，他们也发现，相较于典型的 ADHD 儿童，在 ASD 共患 ADHD 的儿童中，药物副作用更常见，疗效也相对较差。有较多的证据表明利培酮和阿立哌唑对 ASD 儿童中 ADHD 相关的易激惹和焦虑症状疗效较好。但是，这两种药物的副作用，如体重增加/代谢障碍和偶发的运动障碍也更常见。

　　马哈詹等描述了胍法辛和可乐定经常单独或与中枢兴奋剂联合用于治疗 ASD 儿童的 ADHD 症状。该报道指出，相较于阿立哌唑，胍法辛的疗效持续时间较长、镇静作用较弱。但当时关于这两种药物的研究都是开放标签的（译者注：即未采用盲法）。

　　继马哈詹的报道之后，孤独症儿童精神药理学研究机构进行了一项胍法辛缓释剂治疗孤独症谱系障碍个体 ADHD 相关症状的病例对照研究（Scahill et al.，2015）。结果表明胍法辛缓释剂可安全有效地减少孤独症谱系障碍和 ADHD 患儿的多动、冲动和注意力不集中等症状。此团队进行的另一项研究称，对于父母报告的 ASD 共患 ADHD 儿童的对立违抗行为，胍法辛缓释剂和安慰剂的症状缓解率分别为 44% 和 12%，而重复性行为的症状缓解率分别是 24% 和 1%（Politte et al.，2018）。另一项胍法辛治疗 ADHD 青少年的病例对照研究（Wilens et al.，2015）的结果与此一致，不过此研究并未纳入 ADHD 共病 ASD 个体。

　　对于同时存在 ADHD 和 ASD 的儿童，采用托莫西汀进行治疗的相关研究较少。一项研究纳入了 128 名 5～14 岁的儿童，对托莫西汀和 9 次父母培训的联合治疗进行了报道（Handen et al.，2015）。结果发现对于对立违抗症状，无论是否联合父母培训，托莫西汀治疗的疗效皆优于安慰剂。尽管疗效有限，但研究者认为，除中枢兴奋剂之外，托莫西汀可作为 ASD 青少年的治疗药物。

　　孤独症谱系障碍儿童经常使用多种药物同时治疗。罗根等的一项研究（Logan et al.，2015）发现，在 675 名被诊断为 ASD 的儿童中，60% 的儿童使用了至少一种精神科药物，而 41% 的儿童采用了两种或以上的药物进行治疗。同时存在争辩性、多动 / 冲动行为、自伤行为或共病 ADHD、焦虑或情感障碍、品行 / 对立违抗障碍的孤独症儿童更易采用一种以上的药物进行治疗。

　　一项对 13 ~ 17 岁共病 ASD 和 ADHD 的青少年进行的全国代表性研究得出与此相似的百分比：58% 共病 ASD 和 ADHD 的儿童使用了至少一种药物，而在单纯诊断 ASD 和 ADHD 的儿童中，这个比例分别是 34% 和 49%（Frazier et al.，2011）。对于同时存在 ASD 和 ADHD 的儿童，最常用的治疗药物是中枢兴奋剂（57%），抗精神病药的使用率是 40%，抗抑郁药是 51%，选择性 5- 羟色胺再摄取抑制剂（SSRI）是 33%，心境稳定剂是 18%。此研究指出，临床医生们在治疗病情复杂的个体时需要更为清楚的操作指南来指导。

　　大多数针对 ADHD 和 ASD 药物治疗的研究，疗程都相对较短，通常少于 3 个月。近期发表的一项自然研究则是个例外。此研究纳入了 40 名 ASD 共病 ADHD 的儿童和 40 名单纯诊断 ADHD 的儿童（Ventura et al.，2020）。两组儿童皆使用哌甲酯进行治疗，同时对药物的安全性和疗效进行监测，疗程持续 6 ~ 156 个月（超过 3/4 的患儿疗程为 24 个月以上）。

　　许多同时存在 ASD 和 ADHD 的儿童往往还存在其他障碍：学习障碍（78%）、运动协调障碍（27%）、睡眠－觉醒障碍（25%）、焦虑障碍（23%）、对立违抗障碍（15%），以及破坏性情绪调节障碍（13%）。IQ 范围是 84 ~ 102，中位数为 90。结果表明，服用哌甲酯与疾病严重程度下降和总的功能改善有关。与仅存在 ADHD 的儿童一样，对于同时存在 ASD 和 ADHD 的儿童，哌甲酯的治疗是有效且可耐受的。这个结果与早些年发现的，相对于仅存在 ADHD

的个体，哌甲酯对于同时存在 ASD 和 ADHD 的儿童疗效较差且副作用较多的结果并不一致。

更多与 ADHD 和阿斯伯格综合征药物治疗相关的信息，请参阅《关于儿童精神科药物治疗的直接讨论》（*Straight Talk About Psychiatric Medications for Kids*；Wilens and Hammerness，2016 ）、《孤独症治疗的父母指导》（*Parent's Guide to the Medical World of Autism*；Aull，2013 ）和我的另一本书《跳出框架：重新思考儿童和成人中的ADD/ADHD——实用指南》。

针对同时存在 ADHD 和阿斯伯格综合征个体的非药物治疗

一般来说，对于同时存在 ADHD 和阿斯伯格综合征的个体，单纯的药物治疗是不够的。训练对 ADHD 和阿斯伯格综合征个体及其家庭都很重要。然而，许多阿斯伯格综合征个体需要社会交往相关的个体化训练。一些有用的社交技能相关的个体化指导包括杰德·贝克所著的《社交技巧绘本》（*The Social Skills Picture Book*；Baker，2001 ）、《高中及以后社交技巧绘本》（*The Social Skills Picture Book for High School and Beyond*；Baker，2006 ）、《为生活做准备》（*Preparing for Life*；Baker，2005 ）和《不再崩溃》（*No More Meltdowns*；Baker，2001 ）。

无论是否同时存在 ADHD，阿斯伯格综合征个体往往都需要来自父母、老师、辅导员或治疗师的帮助，来理解与他人的日常交往过程中所引发的各种社交状况。他们可能会以逻辑性的思维来看待社会交往，而很难从心理学的角度理解自己与他人的互动。他们经常难以理解，为何他们对某人的表现或所作所为提出批判后，这个人会感到伤心或恼怒。

例如，弗雷德，一个九年级学生，在找我进行心理治疗时，抱怨他的一些同学在午餐时不断地将一些三明治碎屑扔到他身上，并且毫无原因地嘲笑他。我让他把当天早些时候与他们之间的所有互动都告诉我。他说道，他听到这三个男孩在讨论午饭前刚刚结束的期末测试。他们抱怨考试很难，尽管他们已经集中复习了，并在考前两天花了很多时间为考试做准备，仍有许多题答不上来。他们觉得考试太难了，并且担心自己可能通不过考试。

弗雷德说，他只是告诉他们，尽管他并未为考试做准备，但他觉得考试一点也不难，而且他答出了所有问题。他不明白，他只是实话实说，为什么这会惹恼他们。我花了相当长的时间才让他明白，他的话可能让他们觉得尴尬或者恼怒。这只是关于阿斯伯格综合征个体为何难以处理社会交往，尤其是与同龄人交往的一个简单例子。这类误解的重复发生可能在无意识中引起同龄人对他们的欺凌。

除了社会交往相关问题的个体化指导外，团体社交技能训练对许多青少年和成年早期个体也是有帮助的，例如加利福尼亚大学洛杉矶分校的伊丽莎白·劳格森进行的 PEERS 项目。此项目已在美国国内和国际上的学校及诊所里广泛开展。本书第 17 章介绍了此项目的指南和相关信息。

我的另一本书《跳出框架：重新思考儿童和成人中的 ADD/ADHD——实用指南》（Brown，2017）和第 17 章的其他资源中，提供了更详细的 ADHD 非药物治疗的相关信息。

有关阿斯伯格综合征与 ASD 干预和治疗的更多信息可参阅《理解和治疗孤独症的重要临床指南》（Essential Clinical Guide to Understanding and Treating Autism；Volkmar and Wiesner，2018）、《阿斯伯格综合征》（Asperger Syndrome；McPartland，Klin，and Volkmar，2014）和《成人孤独症和阿斯伯格综合征的精神病学》（Psychiatry of Adult Autism and Asperger Syndrome；Brugha，2018）。

（李海梅　译，刘璐　苏怡　校）

16

合并症的叠加和复杂化

我从小在芝加哥长大。每年，我和父母、姐姐都会从芝加哥开车到爱荷华州的小镇探望我的祖父，他和其他亲戚住在那里。开车穿过爱荷华州的农田，我看到许多农场都有一个筒仓，是一个非常高的圆柱形结构，其尖顶耸立在宽阔的田野、谷仓和农舍之上，用来储存大量粮食。

在医学领域，诊断"筒仓"已经被开发出来，用来描述每一种特定疾病的症状特征。这些诊断筒仓有助于识别在特定疾病中经常同时出现的症状群，并有助于将一种疾病与另一种疾病区分开来。虽然诊断描述了症状群，但并没有描述经历特定疾病的个体。通常，存在一种疾病的个体同时会有一种或多种其他疾病的一些症状，即使不是全部的症状，这也可能会对他们如何面对困难、需要哪些治疗以及他们的治疗效果产生很大影响。

不幸的是，一些医疗和心理健康专业人员往往只关注一种看起来适合某个人的诊断，而忽视或忽略了一些症状。这些症状可能不那么明显，但会同时对个体造成损害，使其功能以及治疗效果明显复杂化。这种情况经常发生在存在 ADHD 并且具有阿斯伯格综合征特征的人身上，也经常发生在存在阿斯伯格综合征、但同时有未被识别的 ADHD 症状的儿童或成人身上。

在 2013 年 DSM-5 发布之前，DSM 诊断标准禁止在被诊断为孤独症谱系障碍的个体中诊断 ADHD。这一限制已被取消，因为对孤独症谱系障碍个体进行治疗的各种研究和临床经验表明，不仅许多孤独症谱系障碍个体具有 ADHD 和相关执行功能障碍，而且与孤独症谱系障碍同时发生的 ADHD 症状会显著降低其适应能力。此外，研究表明，对同时有这两类问题的个体进行充分的治疗可以显著改善他们的日常生活。

虽然 ADHD 和阿斯伯格综合征是相互独立的、不同的综合征，但多项研究表明，包括阿斯伯格综合征在内的很大一部分孤独症谱系障碍人士也存在与 ADHD 相关的执行功能障碍（Van der Meer，Oerlemans，Steijn et al.，2012；Sinzig，Walter，and Doepfner，2009）。另一方面，多项研究也表明，被诊断为 ADHD 的儿童和成人中有很大比例也表现出孤独症谱系障碍／阿斯伯格综合征的特点。

二者同时存在的确切比例在不同研究之间差异很大，取决于样本以及用于定义 ADHD 和孤独症谱系障碍的测量方法。迪米特里等（Demetriou et al.，2017）的 meta 分析综述表明，多项研究均发现孤独症谱系障碍个体存在广泛的执行功能障碍，并且这些执行功能障碍在孤独症谱系障碍个体的发展过程中相对稳定。

格扎津斯克等（Grzadzinski et al.，2010）回顾了多项研究。他们发现，在一般社区研究中，被初步诊断为孤独症谱系障碍的个体存在 ADHD 表现的比例为 13%～50%。而在临床研究中，被诊

断为孤独症谱系障碍的儿童具有 ADHD 症状的比例要高得多，为
20%～85%。这种较大的变异性可能是由于在临床研究中使用的测
量方法不同，以及被评估者的认知水平不同。

多项研究表明，被诊断为"高功能"孤独症谱系障碍（之前称
为阿斯伯格综合征）的人中有 1/2～2/3 或更高比例的人同时存在
ADHD（Tsai，2013；Lecavalier et al.，2019）。乔希等（Joshi et al.，
2014）报道，高达 3/4 的临床诊断为孤独症谱系障碍的个体存在明
显的 ADHD 表现。然而，许多被诊断为孤独症谱系障碍的人并没有
接受 ADHD 的评估或治疗，而这些评估和治疗可能会显著改善他们
的日常生活功能，提高他们从教育中获益的能力。

美国国家儿童医疗中心的一项研究表明，随着年龄的增长，孤
独症谱系障碍儿童在"真实世界"执行功能测量中的得分相对于相
应年龄的常模而言，不仅表现较弱，而且会进一步变差（Rosenthal
et al.，2013）。该研究没有使用实验室神经心理学测试评估执行功
能，而是使用父母报告的 BRIEF 评分量表，这是一种经常用于评估
ADHD 相关执行功能障碍的标准化测量。该量表测查日常任务，如
开始作业的能力、组织材料的能力，以及在要求所有学生完成的各
种任务中利用工作记忆的能力。随着年龄的增长，那些"高功能"
的孤独症谱系障碍儿童在各种执行功能上往往会进一步落后于同龄
人。该研究的作者指出：

> 随着年龄的增长，孤独症谱系障碍儿童的执行功能与同年
> 龄段常模样本之间的差异越来越大。当高功能孤独症谱系障碍
> 个体尝试进入主流工作和社会环境时，这会对其所面临的挑战
> 产生影响。
>
> （Rosenthal et al.，2013，第 13 页）

卡拉鲁纳斯等（Karalunas et al.，2018）开展的一项研究比较了

近 1000 名 5 ～ 17 岁儿童的 6 项执行功能指标。509 人有 ADHD，97 人属于孤独症谱系障碍但没有智力障碍，301 人处于正常发育状态。ADHD 组和孤独症谱系障碍组在执行功能测试的大部分领域均显示出几乎相同的结果，即使是在研究人员控制了症状严重程度、多动或沟通障碍的情况下。

这项研究（Karalunas et al.，2018）还显示了认识到 ADHD 与无智力缺陷的孤独症谱系障碍间存在重叠和一些独特的认知障碍的重要性。然而，他们发现那些同时存在 ADHD 和孤独症谱系障碍的儿童是研究群体中受损最严重的。米奥多夫尼克等（Miodovnik et al.，2015）的研究表明，通常同时具有 ADHD 症状和孤独症谱系障碍症状的儿童可能会被认为是 ADHD，而不会被注意到并被认定为存在孤独症谱系障碍。

哈佛大学的一项研究发现，在 107 名被诊断为孤独症谱系障碍的儿童和青少年中，有 76% 的个体也完全符合 ADHD 的诊断标准，其中大多数人的智商都处于或高于平均水平。重要的是，他们还发现同时存在 ADHD 和孤独症谱系障碍的青少年中，41% 的个体之前从未接受过针对 ADHD 的适当评估或治疗（Joshi et al.，2014）。

这使研究人员发出警告：

> 如果不能识别 ADHD，特别是对于有一定智力水平的孤独症谱系障碍青少年，这将会严重损害他们的教育和社会功能，使已经受损的社交表现更加恶化，使他们出现破坏性障碍、情绪失调和物质使用障碍的风险增加。
>
> （Joshi et al.，2014，第 847 页）

另一项最近在费城儿童医院进行的研究表明，表现出 ADHD 症状的孤独症谱系障碍儿童，即使没有达到 ADHD 的全部标准，也往往在学校、家庭和社区的适应行为上存在明显的困难，且通常会从 ADHD 治疗中获益（Yerys et al.，2019）。这些数据表明，无论孤独症谱系障碍人士中患有 ADHD 的确切比例如何，在治疗孤独症个体时，不管其是否明显符合正式的 ADHD 诊断标准，筛查可能的 ADHD 损害并在发现此类症状时提供适当的治疗都是很重要的。施普伦格、布勒和保斯特卡等（Sprenger，Buhler，Poustka et al.，2013）也报道了类似的观察结果。

一项针对 99 名 6 ～ 13 岁孤独症谱系障碍儿童的研究发现，孤独症谱系障碍儿童同时存在 ADHD 会增加该儿童对其他精神问题的易感性，如抑郁、焦虑以及强迫症，并且 ADHD 症状的严重程度往往与这些共存问题的严重程度相关（Mansour et al.，2017）。

ADHD 儿童的孤独症特质

哈佛大学 2013 年的一项研究表明，临床医生要对诊断有 ADHD 但未诊断为孤独症儿童的孤独症特质保持警惕，这一点很重要。哈佛大学的研究人员使用一种既定的方法，在没有孤独症谱系障碍诊断的情况下识别孤独症特质，如过度退缩、社交问题或思维问题。在他们的样本中，有 18% 被诊断为 ADHD 的儿童同时具有孤独症特质；与单纯的 ADHD 儿童相比，这些具有孤独症特质的 ADHD 儿童，疾病严重程度更重、功能损害更大（Kotte et al.，2013）。

最近一项来自包括 2000 多名 ADHD 儿童的大型全国性数据集的研究发现，大约每 8 名 ADHD 儿童中就有 1 名（12.5%）符合孤独症谱系障碍的诊断标准（Zablotsky et al.，2020）。该研究得出结论，与仅存在 ADHD 的儿童相比，同时存在 ADHD 和孤独症谱系障碍的儿童有更多的治疗需求，有更多同时存在的精神病理表现（Zablotsky et al.，2020，第 94 页）。

一项国际研究纳入了 821 名 ADHD 儿童和 1050 名他们的兄弟

姐妹。研究发现，ADHD 儿童的孤独症症状比他们的兄弟姐妹或正常对照更多。该研究确定了与孤独症症状相关的五种不同类型的 ADHD。一组 ADHD 儿童几乎没有孤独症症状。另一个极端是一组 ADHD 儿童同时存在语言障碍、对立违抗障碍、加重的运动障碍和（或）品行障碍的症状。这一组儿童比那些不太复杂的 ADHD 个体表现出更多的孤独症症状（Mulligan，Anney，O'Regan et al.，2008）。

ADHD 本身在很多方面都很复杂

专注于 ADHD 的研究人员和临床医生试图通过强调其伴随的其他障碍来处理 ADHD 的变异性。ADHD 多模式治疗研究招募了 579 名 7 ～ 9 岁的儿童，发现其中 70% 的儿童完全符合至少一种其他精神障碍的诊断标准（Jensen et al.，2001）。

表 16.1 显示了一项涉及 61 000 名 6 ～ 17 岁儿童的大型研究的结果，其中 ADHD 儿童比没有 ADHD 的儿童同时存在其他障碍的比例要高得多。在 ADHD 组中，33% 的儿童至少存在一种其他的精神障碍或学习障碍，16% 存在两种，18% 存在三种或更多（Larson et al.，2007）。

在 ADHD 成人中，同时存在其他障碍也很常见。一项针对 18 ～ 44 岁未转介治疗的 ADHD 成人的全国代表性研究发现，与没有 ADHD 的成人相比，ADHD 个体在一生中的某个阶段至少存在一种其他精神障碍的可能性增加 6.2 倍（Kessler et al.，2005，2006）。

表 16.2 报告了一项成人 ADHD 研究的数据。比值比 1.0 表示 ADHD 成人的患病率与年龄相近的一般人群相同，比值比 3.0 表示 ADHD 成人的患病率是一般同龄人群的 3 倍。该研究表明，ADHD 成人一生中至少出现一种精神障碍的可能性是未患 ADHD 的成人的

6.2 倍。

更多关于 ADHD 共患病的细节请参照我编写的《ADHD 共患病——儿童和成人 ADHD 并发症手册》（*ADHD Comorbidities：Handbook for ADHD Complications in Children and Adults*；Brown，2009）和我最近编写的《跳出框架：重新思考儿童和成人中的 ADD/ADHD——实用指南》（Brown，2017）。

表16.1　ADHD儿童及非ADHD儿童中的精神障碍诊断情况

	ADHD儿童（%）	非ADHD儿童（%）
学习障碍	46.1	5.3
品行障碍	27.4	1.8
焦虑	17.8	2.3
抑郁	13.9	1.4
孤独症谱系障碍	6.0	0.6

来源：Larson et al.（2007）

表16.2　ADHD成人中精神障碍的患病率和比值比

	终生患病率（%）	比值比（OR）
情感障碍	38.3	5.0
焦虑障碍	47.1	3.7
物质使用障碍	15.2	3.0
冲动障碍	19.6	3.7

来源：Kessler et al.（2006）

阿斯伯格综合征通常在很多方面都很复杂

那些存在阿斯伯格综合征的人也具有较高的共病率。雷卡瓦利尔等（Lecavalier et al.，2019）对 658 名孤独症谱系障碍儿童进行了一项大型研究，报道了智商高于或低于平均范围的儿童具有附加诊断的比例（表 16.3）。

表16.3 658例孤独症谱系障碍儿童的共患病情况

	智商<70	智商>70
ADHD	82.7%	79%
对立违抗障碍	51.9%	37.4%
任意一种焦虑障碍	50%	31.9%
品行障碍	10.7%	13.6%
任意一种情感障碍	9.3%	3.9%

来源：Lecavalier et al.（2019）

这项对孤独症谱系障碍儿童共患病的研究不包括强迫障碍。然而，另一项对孤独症谱系障碍儿童的研究发现，他们的样本中 15% 同时存在强迫症（Mansour et al.，2017），这在孤独症谱系障碍的成人中很常见，他们的孤独症谱系障碍直到成年后才被诊断出来。一些针对这类成人的研究发现，大约 25% 的人存在强迫症，同时另有很多人存在各种强迫症状或强迫行为，但严重程度尚未完全满足强迫症的诊断标准（参见 Corrêa and Gaag，2017，第 135 页列出的研究）。25% 存在强迫症的孤独症谱系障碍成人中，有一些可能是在儿童期或青春期早期发病的。

最近的一项研究评估了来自"孤独症之声"治疗网络联盟的 1272 名 6 ～ 17 岁儿童，以了解在由父母报告的来访者中，有多少人被诊断有抑郁症以及有多少人从未被诊断出抑郁症（Greenlee，Mosley，Shui et al.，2016）。在这些 6 ～ 12 岁的儿童中，4.8% 的人被诊断为抑郁症。13 ～ 17 岁儿童的抑郁发生率更高，为 20.2%。

与抑郁症高发相关的因素包括年龄超过 12 岁、智商高以及存在阿斯伯格综合征。这些数据表明，智商较高、被诊断为孤独症谱系障碍的青春期早期儿童比年幼的儿童更容易得严重的、足以被临床诊断的抑郁症。

英国的另一项关于 396 名孤独症谱系障碍儿童的研究也报告了

类似的结果（Hosozawa，Sacker，and Cable，2020）。他们发现，那些在 11 岁之后才被诊断出孤独症的儿童比那些在 7 ～ 11 岁被识别出孤独症特征的儿童存在更多的抑郁症状和自残行为。

一种可能性是，那些年龄更大、更聪明的孤独症谱系障碍儿童相对于同龄人而言，承受着更强烈的不满足感，对自己的未来更加绝望。这群儿童需要特殊支持，以帮助他们开发自身潜力，更有效地应对自身的局限性。

雷卡瓦利尔等（Lecavalier et al.，2019）的研究未包括的另一种类型的共患病是睡眠问题。科特西等（Cortesi et al.，2010）对多项研究进行综述后指出，根据父母的报告，或者通过体动记录仪或多导睡眠监测，发现孤独症谱系障碍儿童中有很大比例（40% ～ 80%）长期存在入睡困难、间歇性觉醒和睡眠时间短等问题。该综述认为，短睡眠时长通常与日间社交技能缺陷、刻板行为以及其他孤独症谱系障碍症状的增加有关。

另一个重要的问题是孤独症谱系障碍人士的自杀率。卡西迪等（Cassidy et al.，2018）进行综述后指出，被诊断为孤独症谱系障碍的成人自杀率升高。他们对存在孤独症谱系状况（autism spectrum condition，ASC）的成人进行调查后发现，72% 的人在自杀风险量表上的得分超过了推荐的临界值，而在普通人群中这一比例为 33%。在另一项对确诊为阿斯伯格综合征成人的研究中，66% 的人曾考虑过自杀，而来自普通人群的报告中这一比例只有 17%。参与这项研究的阿斯伯格综合征个体中，38% 的人在一生中至少有过一次自杀企图；在一般人群中，这一比例为 8%。

在 791 名 1 ～ 16 岁的孤独症儿童样本中，报告有自杀念头或自杀企图的比例远远高于一般儿童中的比例。对于孤独症儿童来说，影响这一较高比例的四个变量是：10 岁或 10 岁以上，黑人和拉丁裔，社会经济地位较低的阶层，以及男性。最能预测自杀念头或企图的共存心理问题是：抑郁、行为问题和被戏弄（Mayes，Gorman，Hilwig-Garcia，and Syed，2013）。

多重差异使 ADHD 和阿斯伯格综合征复杂化

本章的数据表明，许多（尽管不是全部）阿斯伯格综合征人士，即使不表现出完整的 ADHD 综合征，也有明显的 ADHD 相关的执行功能障碍。这些数据还表明，有一小部分 ADHD 个体，即使不是完全的阿斯伯格综合征，至少也有一些阿斯伯格综合征的特质。数据还表明，ADHD 和阿斯伯格综合征的个体往往会同时出现学习障碍或精神障碍的并发症，随着时间的推移，每种症状的强度都可能不同。

这里的主要观点是，ADHD 和阿斯伯格综合征并不是水密舱，也不是孤立的筒仓。相反，许多个体在两种障碍的部分或全部特征上存在重叠。此外，这两种障碍之间的重叠往往会因为与其他障碍（如焦虑、抑郁、物质使用障碍、强迫性障碍、学习障碍等）的重叠而进一步复杂化。

此外，有证据表明，ADHD 合并孤独症谱系障碍似乎增加了共病其他精神障碍的风险，使其更加复杂化。戈登-利普金等（Gordon-Lipkin et al.，2018）的一项研究证明了这一点。该研究表明，当孤独症谱系障碍儿童同时有 ADHD 时，与无 ADHD 的孤独症谱系障碍儿童相比，同时存在焦虑症的风险往往会增加 2.2 倍，同时存在情感障碍的风险增加 2.72 倍。

这些并发症的复杂化突出了针对每个个体优势和困难的特殊性进行个性化诊断和治疗的必要性。在本书的 12 个案例中，有许多关于这些复杂性的例子。

（徐德峰　译，苏怡　刘璐　校）

17

总结和资源

本书有 12 个章节都是关于个体的，包括对该个体处境的反思，以及我为他们提供的支持和治疗。本章提供了对于存在 ADHD 和阿斯伯格综合征的儿童、青少年和成人来说重要的信息和思考。其中一些信息可能有助于其他有类似困难的儿童、青少年或成人。在此信息之后提供了有更多信息和帮助的图书及资源列表。

1. **ADHD 和（或）阿斯伯格综合征的正确诊断经常被遗漏。**很多儿科医生、心理学家、精神病学家和其他医学或心理健康专家没有接受足够的最新培训来识别和治疗 ADHD 和（或）阿斯伯格综合征个体。因此，一些面临这些问题的儿童、青少年和成人没有得到正确诊断，并且可能会接受一些无用的治疗，加剧他们的困难。至少应在初步评估时寻找在处理这些困难方面经验丰富的临床医生，这很有帮助，能够避免延误适当的治疗和支持。

2. **每个 ADHD 个体通常都能够在一些他们特别感兴趣的特定活动或任务中很好地行使他们的执行功能，而对于许多其他需要做和可能想要做的任务，他们很难保持同样的努力和能力去做。** 这使得 ADHD 看起来只是缺乏意志力，而实际上它是大脑化学动力学的问题，通常需要使用药物治疗，就像视力障碍通常需要使用眼镜或隐形眼镜一样。

3. **培养对自己长处和困难的认知有助于社交关系。** 约书亚（第 2 章）和山姆（第 3 章）的故事说明了一个孩子如何学会将自己视为非常聪明或非常有才华的人，如何发展出居高临下的态度或"无所不知"的行为，而这些通常会激怒同龄人并引起排斥或欺凌，尤其是当他们缺乏对他人的优势和局限的理解时。通常，存在 ADHD 和（或）阿斯伯格综合征的人需要额外的指导，以认识到他们对同龄人的评论可能是善意的，但却令人讨厌。

4. **只要家长积极参与且不过分要求，与中小学的教职员工合作是有所帮助的。** 教师通常很感谢家长提前向他们提供有关学生异常的弱点或局限性的信息。然而，家长必须认识到教师应对的是学生群体，他们在安排活动和教学策略以满足每个学生的所有需求方面是有限的，他们无法控制学生在集体活动中的所有互动。贾斯廷的故事（第 6 章）说明了学校的工作人员是如何帮助有 ADHD 和阿斯伯格综合征的学生在学校调整适应的。

5. **很多有 ADHD 的人还存在其他的学习问题、情绪或行为障碍，** 如焦虑、抑郁、强迫症或睡眠障碍，这些问题需要引起注意，或许还需要治疗。杰里米（第 5 章）、安东尼（第 7 章）、德鲁

（第 8 章）、桑德拉（第 9 章）、洛蕾塔（第 12 章）和加里（第 13 章）的故事描述了 ADHD 和（或）阿斯伯格综合征与其他障碍的各种组合。关于各种常与 ADHD 同时发生的疾病以及它们如何改变治疗需求的详细信息可以在我的两本书中找到：《ADHD 共患病——儿童和成人 ADHD 并发症手册》（Brown，2009），以及《跳出框架：重新思考儿童和成人中的 ADD/ADHD——实用指南》（Brown，2017）。

6. **父母在支持和对抗之间保持平衡是有帮助的，而不是两极分化。** 山姆的故事（第 3 章）说明了存在 ADHD 和阿斯伯格综合征的聪明孩子的父母如何互相帮助，在支持和保护孩子与面对和管教孩子（教他哪些行为是他们或其他人不能接受的）之间保持合理的平衡。父母很容易两极分化，一方强调需要提供支持，而另一方因为孩子的缺点和需要改变的地方与孩子反复对峙。两种方法需要平衡，以恰当地帮助孩子。

7. **这些损害主要是遗传性的，如果适当开处方并充分"微调"，治疗通常有效。了解这些信息对于存在 ADHD 和阿斯伯格综合征的人（及其父母）是有益的。** 这可能有助于减少自责。与此同时，这些儿童、青少年和成人也可以从认知和理解中受益，即尽管他们可能非常聪明，但他们仍然需要持续的努力来成功利用和发展他们的能力。仅仅聪明是不够的，持续努力也是成功的必要条件。

8. **家庭教育和专业学校可能会为存在阿斯伯格综合征的人提供一些免受欺凌的保护，但这会导致他们与正常同龄人的互动隔绝。** 特别是如果时间较长，通常会使这些学生学习和练习社交技能变得更加困难，而这些技能在他们长大后可能是有用和必要的。约书亚（第 2 章）和贝拉（第 4 章）的故事说明了其中一些问题。

9. **经过充分"微调"，药物通常是有帮助的。** 许多父母不愿意使用药物来帮助存在 ADHD 和（或）阿斯伯格综合征的孩子（见第 6 章和第 10 章）。然而，药物通常对治疗 ADHD 很有帮助；虽然没有专门治疗阿斯伯格综合征的药物，但一些药物可能有助于治疗阿斯伯格综合征人士的焦虑、睡眠问题、情绪困难、强迫症状等。然而，许多存在这些困难的个体对化学反应异常敏感，需要对用药剂量和时间进行相当多的"微调"，以优化益处并避免副作用。药物治疗是本书所描述的所有个体治疗的一个重要组成部分，而许多个体先前使用了各种不同的药物但没有充分"微调"，在产生明显困难之后才前来咨询。

10. **儿童时期的严重不当行为需要被正视和纠正。**如果不可接受的行为在儿童时期被过度容忍，而适当的行为却没有得到充分的奖励，那么存在 ADHD 和（或）阿斯伯格综合征的个体以后很难改变不适当的行为。德鲁的故事（第 8 章）说明了儿童时期未能更正不可接受的行为是如何导致在青春期和成年早期发展适当行为时遭遇严重困难的。

11. **许多存在 ADHD 和（或）阿斯伯格综合征的儿童和青少年难以适应学校或生活环境的转变。**例如，从小学的一个年级到另一个年级，从小学到初中，从初中到高中，从高中到大学，从大学到工作，这些转变会使存在 ADHD 和（或）阿斯伯格综合征的个体相当焦虑不安，除非他们进行了精心的准备。贝拉（第 4 章）和理查德（第 11 章）的故事说明了在为这种转变做准备时需要预先支持。

12. **家庭成员或家庭教师在放学后提供的日常帮助对小学和中学期间存在 ADHD 和（或）阿斯伯格综合征的学生非常有益。**例如，贾斯廷的故事（第 6 章）显示了他是如何在放学后花一两个小时和祖母在一起的，祖母为他提供零食、情感支持并安排家庭作业时间，这是他在家里没有的。通常这些学生比其他同龄的学生更需要这种结构化的支持时间。

13. **什么样的心理治疗可能对存在阿斯伯格综合征的儿童、青少年和成人有帮助？** 揭示情绪的探索性心理治疗对阿斯伯格综合征个体的帮助通常不如提供更具教学性的、可解决问题的方法有用，这种治疗方法有时会请家长参与。安东尼（第 7 章）、德鲁（第 8 章）、理查德（第 11 章）和本书描述的其他人的故事展示了个性化的教学支持如何为阿斯伯格综合征个体提供机会，让他们学会利用自己的智力来理解有问题的社交互动并发展"生存技能"，而大多数没有阿斯伯格综合征的人通常在没有明确教导的情况下就能学会这些技能，即通过简单地观察他人的社交互动来掌握这些技能。

14. **存在社交焦虑症或阿斯伯格综合征的人通常需要鼓励或"爱的推动"，以帮助他们在办公时间接近老师或教授，在课堂上问问题，或者联系同学组成非正式的学习小组来准备测验或考试。** 安东尼的故事（第 7 章）描述了一种方法，学生可以组成一个小型学习小组准备测验或考试，并在此过程中结交一些新朋友。

15. **因为在识别和谈论自己的情绪方面有困难，阿斯伯格综合征人士经常需要帮助来提出和解决一些新出现的问题，比如父母之间的婚姻冲突、兄弟姐妹的欺凌、性和青春期发育、健康问题、家庭成员或朋友的死亡等。** 有时父母可以在这方面提供帮助，在其他情况下，可能需要咨询师或治疗师的帮助。杰里米（第 5 章）和贾斯廷（第 6 章）的故事展现了这些困难。

16. **一些存在阿斯伯格综合征的青少年和成人对于发展或继续保持与他人情感上的亲密关系存在强烈的矛盾情绪。** 一些父母和咨询师的应对策略是，试图以各种方式推动这些个体去做他们所认为的对他们的儿子、女儿或客户最好的事情。除非可能的关系呈现出明显的威胁，否则父母或咨询师通常更可取的做法是，尝试帮助青少年或成人探索他们矛盾的感觉和产生这些感觉的原因，而不是针对某个具体的结果去强行推进。洛蕾塔的故事（第 12 章）提供了这样一个冲突的例子。

17. **完整的神经心理学测试对评估 ADHD 和（或）阿斯伯格综合征通常不是必需的或特别有帮助。**通常，由对这些症状有经验的临床医生对学生和家长进行半结构化的访谈是有效评估的最重要因素。此外，规范性评定量表，如执行功能行为评定量表（BRIEF）（Guy et al.，2004；Roth et al.，2005）和布朗执行功能 / 注意力评定量表（BEFARS）（Brown，2019），为不同年龄水平的 ADHD 损害提供了具体的标准化测量。第 2 版社交反应量表（SRS-2）（Constantino and Gruber，2012）和吉列姆孤独症评定量表（GARS-3）（Gilliam，2014）是可能有助于评估阿斯伯格综合征的标准化测量。

18. **阿斯伯格综合征人士的父母经常遭受持续的失望，**因为他们的儿子或女儿在表达对父母的感情方面可能存在相当大的困难，而且与大多数其他儿子或女儿相比，他们更是经常考虑不到父母的感受。重要的是，要帮助这些父母去理解这种忽视通常不是由于对父母缺乏感情，而是他们难以意识到这些感情，并且缺乏表达的能力。豪尔赫的故事（第 10 章）展现了这些问题。

19. **由加利福尼亚大学洛杉矶分校伊丽莎白·劳格森及其同事开发的 PEERS 治疗项目提供了一个系统的、循证的项目资源，**以帮助存在阿斯伯格综合征和其他孤独症谱系障碍的青少年（Laugeson and Frankel，2010）及年轻人（Laugeson，2017）培养社交互动的实践技能。这些材料是为学校或诊所的小组治疗项目设计的，但这些材料也适合临床医生和家长进行个性化的使用。

20. **根据目前的科学证据估计，美国 4 ～ 17 岁的儿童中 ADHD 患病率为 10.2%。**有些人认为，自 1997—1998 年以来其增长超过

4% 是由于过度诊断，但这一观点受到了这些新数据的挑战。研究还表明，在儿童期被诊断为 ADHD 的男孩和女孩中，有超过 70% 的人会在整个青春期或更长时间内持续存在这种障碍。

21. 目前的研究也表明，在美国，被诊断为孤独症的儿童比例大幅增加——现在是 1/59，比两年前研究估计的 1/68 增加了 15%。其他数据表明，大约 44% 的孤独症人士的智商处于或高于平均水平。本书的重点就是那些被诊断为孤独症的高智商人群，他们之前被诊断为阿斯伯格综合征。

22. 多项研究表明，有 1/2 ～ 2/3 的智商处于或高于平均水平的孤独症人士，同时也存在 ADHD 相关的执行功能障碍。

23. 尽管 ADHD 和阿斯伯格综合征个体所面临的挑战会让他们和家人非常受挫，但本书中的很多案例向我们展现了，随着时间的推移，坚持不懈的努力、耐心以及对可用资源的充分利用往往可以带来显著的改善。

（徐德峰　译，苏怡　刘璐　校）

扩展阅读

Ariel, C. N. (2012). *Loving someone with Asperger's syndrome: Understanding & connecting with your partner*. Oakland, CA: New Harbinger Publications.

Baker, J., & Myers, J. M. (2013). *No more victims: Protecting those with autism from cyber bullying, Internet predators, & scams*. Arlington, TX: Future Horizons.

Baker, J. (2001). *The social skills picture book: Teaching play, emotion, and communication to children with autism*. Arlington, TX: Future Horizons.

Baker, J. (2005). *Preparing for life*. Arlington, TX: Future Horizons.

Baker, J. (2001). *The social skills picture book: Teaching play, emotion, and communication to children with autism*. Arlington, TX: Future Horizons.

Baker, J. (2006). *The social skills picture book for high school and beyond*. Arlington, TX: Future Horizons.

Baker, J. (2008). *No more meltdowns*. Arlington, TX: Future Horizons.

Bashe, P. R. (2014). *Asperger Syndrome: The oasis guide: Advice, inspiration, insight, and hope from early intervention to adulthood.* New York: Harmony Books.

Bernier, R., Dawson, G., & Nigg, J. T. (2020). *What science tells us about autism spectrum disorder: Making the right choices for your child.* New York: The Guilford Press.

Berninger, V. W., & Richards, T. L. (2007). *Brain literacy for educators and psychologists.* Amsterdam: Elsevier.

Bissonnette, B. (2013). *The complete guide to getting a job for people with Asperger's syndrome: Find the right career and get hired.* London: Jessica Kingsley.

Boroson, B. (2016). *Autism spectrum disorder in the inclusive classroom.* New York: Scholastic.

Brown, J. T., Wolf, L. E., King, L., & Kukiela Bork, G. R. (2012). *The parent's guide to college for students on the autism spectrum.* Shawnee Mission, KS: AAPC Publishing.

Brown, T. E. (2005). *Attention deficit disorder: The unfocused mind in children and adults.* New Haven, CT: Yale University Press.

Brown, T. E. (2013). *A new understanding of ADHD in children and adults: Executive function impairments.* New York: Routledge, Taylor & Francis Group.

Brown, T. E., (2014) *Smart but stuck: Emotions in teens and adults with ADHD.* San Francisco: Jossey-Bass/Wiley.

Brown, T. E. (2017). *Outside the box: Rethinking ADD/ADHD in children and adults: A practical guide.* Arlington, VA: American Psychiatric Association Publishing.

Gaus, V. L. (2011). *Living well on the spectrum: How to use your strengths to meet the challenges of Asperger syndrome/high-functioning autism.* New York: The Guilford Press.

Grandin, T., & Johnson, C. (2006). *Animals in translation using the mysteries of autism to decode animal behavior.* Orlando, FL: Harcourt.

Grandin, T. (2006). *Thinking in pictures: And other reports from my life with autism.* New York: Vintage.

Grandin, T. (2014). *The way I see it: A personal look at autism & Asperger's.* Arlington, TX: Future Horizons.

Grandin, T., & Barron, S. (2016). *Unwritten rules of social relationships: Decoding social mysteries through autism's unique perspectives.* Arlington, TX: Future Horizons, Incorporated.

Grandin, T., & Johnson, C. (2006). *Animals in translation: Using the mysteries of autism to decode animal behavior.* Orlando, FL: Harcourt.

Grandin, T., & Moore, D. (2015). *The loving push: How parents and professionals can help spectrum kids become successful adults.* Arlington, TX: Future Horizons.

Grandin, T., & Panek, R. (2014). *The autistic brain: Helping different kinds of minds succeed.* Boston, MA: Houghton Mifflin Harcourt.

Grandin, T., & Moore, D. (2015). *The loving push: How parents and professionals can help spectrum kids become successful adults.* Arlington, TX: Future Horizons.

Greene, R. W. (2014). *The explosive child: A new approach for understanding and parenting easily frustrated, chronically inflexible children.* New York: Harper.

Grossberg, B. N. (2015). *Asperger's and adulthood: A guide to working, loving, and living with Asperger's syndrome.* Berkeley, CA: Althea Press.

Jackson, L. (2006). *Freaks, geeks and Asperger syndrome: A user guide to adolescence.* London: Jessica Kingsley.

Jackson, L. (2017). *Sex, drugs and Asperger's syndrome: A user guide to adulthood.* London: Jessica Kingsley.

Kim, C. (2015). *Nerdy, shy, and socially inappropriate: A user guide to an Asperger life.* Philadelphia, PA: Jessica Kingsley.

Klass, P., & Costello, E. (2004). *Quirky kids: Understanding and helping your child who doesn't fit in —when to worry and when not to worry.* New York: Ballantine Books.

Kutscher, M. L., Attwood, T., & Wolff, R. R. (2007). *Kids in the syndrome mix of ADHD, LD, Asperger's, Tourette's, bipolar, and more! The one stop guide for parents, teachers, and other professionals.* London: Jessica Kingsley Publishers.

Laugeson, E. A. (2013). *The science of making friends helping socially challenged teens and young adults.* San Francisco, CA: Jossey-Bass.

Laugeson, E. A. (2017). *PEERS for young adults: Social skills training for adults with autism spectrum disorder and other social challenges.* New York: Routledge.

Laugeson, E. A., & Frankel, F. (2010). *Social skills for teenagers with developmental and autism spectrum disorders: The PEERS treatment manual.* New York: Routledge.

Lovett, J. P. (2005). *Solutions for adults with Asperger syndrome: Maximizing the benefits, minimizing the drawbacks to achieve success.* Gloucester, MA: Fair Winds Press.

Marshall, T. A. (2015). *I am aspienwoman: The unique characteristics, traits and gifts of adult females on the autism spectrum.* Australia: Tania A. Marshall.

Mendes, E. A., & Shore, S. M. (2015). *Marriage and lasting relationships with Asperger's syndrome (autism spectrum disorder): Successful strategies for couples or counselors.* London: Jessica Kingsley.

Mesibov, G. B., Shea, V., & Adams, L. W. (2001). *Understanding Asperger syndrome and high functioning autism.* New York: Kluwer Academic/Plenum.

Meyer, D., & Vadasy, P. (1996). *Living with a brother or sister with special needs: A book for sibs.* Seattle, WA: University of Washington Press.

Myles, B. S., & Southwick, J. (1999). *Asperger syndrome and difficult moments: Practical solutions for tantrums, rage, and meltdowns.* London: Jessica Kingsley.

233

Najdowski, A. C. (2017). *Flexible and focused: Teaching executive function skills to individuals with autism and attention disorders.* London: Academic Press.

Notbohm, E. (2012). *Ten things every child with autism wishes you knew.* Arlington, TX: Future Horizons Incorporated.

Nowicki, S., & Duke, M. P. (1992). *Helping the child who doesn't fit in.* Atlanta, GA: Peachtree.

Ozonoff, S., Dawson, G., & McPartland, J. (2002). *A parent's guide to Asperger syndrome and high-functioning autism: How to meet the challenges and help your child thrive.* New York: Guilford Press.

Page, T. (2009). Parallel play: *Growing up with undiagnosed Asperger's.* New York: Doubleday.

Prizant, B. M., & Fields-Meyer, T. (2016). *Uniquely human: A different way of seeing autism.* New York: Simon & Schuster Paperbacks.

Robison, J. E. (2008). *Look me in the eye: My life with Asperger's.* New York: Three Rivers Press.

Robison, J. E., & Pascual-Leone, A. (2017). *Switched on: A memoir of brain change and emotional awakening.* New York: Spiegel & Grau.

Silberman, S. (2015). *NeuroTribes.* New York: Penguin Random House.

Simpson, R. L., & McGinnis-Smith, E. (2018). *Social skills success for students with Asperger syndrome and high-functioning autism.* Thousand Oaks, CA: Corwin.

Stumpf, T., & Stumpf, D. S. (2014). *Journal of an ADHD kid: The good, the bad, and the useful.* Bethesda, MD: Woodbine House.

Szatmari, P. (2004). *A mind apart: Understanding children with autism and Asperger syndrome.* New York: Guilford Press.

Taylor, J. F. (2013). *The survival guide for kids with ADHD.* Minneapolis, MN: Free Spirit.

Taylor-Klaus, E. (2020). *The essential guide to raising complex kids with ADHD, anxiety, and more: What parents and teachers really need to know to empower complicated kids with confidence and calm.* Beverly, MA: Fair Winds Press.

Uram, Michael, (2021), *Parenting & Asperger's.* Emeryville, CA. Rockridge Press.

Volkmar, F. R., & Wiesner, L. A. (2009). *A practical guide to autism: What every parent, family member, and teacher needs to know.* Hoboken, NJ: Wiley.

Willey, L. H. (2004). *Asperger syndrome in the family: Redefining normal.* London: Jessica Kingsley.

Willey, L. H., & Attwood, T. (2015). *Pretending to be normal: Living with Asperger's syndrome (autism spectrum disorder).* London: Jessica Kingsley.

Wing, L. (1996). *The autistic spectrum.* London: Constable & Robinson.

Winner, M. G. (2007). *Thinking about you, thinking about me: Teaching perspective taking and social thinking to persons with social cognitive learning challenges.* San Jose, CA: Think Social Publishing.

Wiseman, R. (2014). *Masterminds & and wingmen: Helping our boys cope with schoolyard power, locker-room tests, girlfriends, and the new rules of boy world.* New York: Harmony Books.

Wiseman, R. (2016). *Queen bees & and wannabes: Helping your daughter survive cliques, gossip, boys, and the new realities of girl world.* New York: Harmony.

Wolf, L. E., Brown, J. T., & Bork, G. R. (2009). *Students with Asperger syndrome: A guide for college personnel.* Shawnee Mission, KS: Autism Asperger Pub.

Wylie, P., Beardon, L., & Heath, S. (2014). *Very late diagnosis of Asperger syndrome (autism spectrum disorder): How seeking a diagnosis in adulthood can change your life.* London: Jessica Kingsley.

参考文献

Alvares, G. A., Bebbington, K., Cleary, D., Evans, K., Glasson, E. J., Maybery, M. T., ... Whitehouse, A. J. (2019). The misnomer of "high functioning autism": Intelligence is an imprecise predictor of functional abilities at diagnosis. *Autism*, 24 (1), 221–232. doi:10.1177/1362361319852831.

American Psychiatric Association. (2000). *Diagnostic and statistical manual of mental disorders*, 4th edition [DSM-4]. Washington, DC: American Psychiatric Association.

American Psychiatric Association. (2013). *Diagnostic and statistical manual of mental disorders*, 5th edition [DSM-5]. Washington, DC: American Psychiatric Association.

Antshel, K. M., Zhang-James, Y., Wagner, K. E., Ledesma, A., & Faraone, S. V. (2016). An update on the comorbidity of ADHD and ASD: A focus on clinical management. *Expert Review of Neurotherapeutics*, 16(3), 279–293. doi:10.1586/14737175.2016.1146591.

Aull, E. (2014). *The parent's guide to the medical world of autism: A physician explains diagnosis, medications and treatments*. Arlington, TX: Future Horizons.

Baker, J. (2001). *The social skills picture book: Teaching play, emotion, and communication to children with autism*. Arlington, TX: Future Horizons.

Baker, J. (2005). *Preparing for life*. Arlington, TX: Future Horizons.

Baker, J. (2006). *The social skills picture book for high school and beyond*. Arlington, TX: Future Horizons.

Baker, J. (2008). *No more meltdowns*. Arlington, TX: Future Horizons.

Barkley, R. A. (2006). *Attention-deficit hyperactivity disorder: A handbook for diagnosis and treatment*. New York: Guilford Press.

Barkley, R. A. (2010). Deficient emotional self-regulation: A core component of attention-deficit/hyperactivity disorder. *J. ADHD Related Disorder*, 1(2), 5–37.

Barkley, R. A. (2011a). *Barkley adult ADHD rating scale-IV (BAARS-IV)*. New York: Guilford Press.

Barkley, R. A. (2011b). *Barkley deficits in executive functioning scale (BDEFS)*. New York: Guilford Press.

Barkley, R. A. (2011c). *Barkley functional impairment scale (BFIS)*. New York: Guilford Press.

Barkley, R. A. (2012a). *Barkley deficits in executive functioning scale—children and adolescents (BDEFS-CA)*. New York: Guilford Press.

Barkley, R. A. (2012b). *Barkley functional impairment scale—children and adolescents (BFIS CA)*. New York: Guilford Press.

Barkley, R. A. (2012c). *Executive functions: What they are, how they work, and why they evolved*. New York: Guilford Press.

Barkley, R. A., Murphy, K. R., & Fischer, M. (2008). *ADHD in adults: What the science says*. New York: Guilford Press.

Bar-On, R., Parker, J. D., & Goleman, D. (2000). *The handbook of emotional intelligence: Theory, development, assessment, and application at home, school, and in the workplace*. San Francisco, CA: Jossey-Bass.

Baron-Cohen, S. (1995). *Mindblindness: an essay on autism and theory of mind*. Cambridge, MA: The MIT Press.

Baron-Cohen, S. (2003). *The essential difference: The truth about the male and female brain*. New York: Basic Books.

Baron-Cohen, S., Cosmides, L., & Tooby, J. (2019). *Mindblindness: an essay on autism and theory of mind*. Cambridge, MA: The MIT Press.

Boszormenyi-Nagy, I., & Spark, G. M. (1973). *Invisible loyalties: Reciprocity in intergenerational family therapy*. New York: Harper & Row.

Brown, C. M., Attwood, T., Garnett, M., & Stokes, M. A. (2020). Am I autistic? Utility of the girls questionnaire for autism spectrum condition as an autism assessment in adult women. *Autism in Adulthood*, 2(3), 216–226. doi:10.1089/aut.2019.0054.

Brown, T. E. (2005). *Attention deficit disorder: The unfocused mind in children and adults*. New Haven, CT: Yale University Press.

Brown, T. E. (2006). Executive functions and attention deficit hyperactivity disorder: Implications of two conflicting views. *International Journal of Disability, Development and Education*, 53(1), 35–46.

Brown, T. E. (2009). *ADHD comorbidities: Handbook for ADHD complications in children and adults*. Washington, DC: American Psychiatric Publishing.

Brown, T. E. (2013). *A new understanding of ADHD in children and adults: Executive function impairments*. New York: Routledge.

Brown, T. E., (2014) *Smart but Stuck: Emotions in Teens and Adults with ADHD*. San Francisco, CA: Jossey-Bass/Wiley.

Brown, T. E. (2017). *Outside the box: Rethinking ADD/ADHD in children and adults: A practical guide*. Arlington, VA: American Psychiatric Association Publishing.

Brown, T. E. (2019). *Brown executive function/attention scales manual*. Bloomington, MN: Pearson.

Brown, T. E., Reichel, P. C., & Quinlan, D. M. (2009). Executive function impairments in high IQ adults with ADHD. *Journal of Attention Disorders*, 13(2), 161–167. doi:10.1177/1087054708326113.

Brown, T. E., Reichel, P. C., & Quinlan, D. M. (2011a). Extended time improves reading comprehension test scores for adolescents with ADHD. *Open Journal of Psychiatry*, 1(2), 79–87. doi:10.4236/jsemat.2011.13014.

Brown, T. E., Reichel, P. C., & Quinlan, D. M. (2011b). Executive function impairments in high IQ children and adolescents with ADHD. *Open Journal of Psychiatry*, 1(2), 56–65. doi:10.4236/ojpsych.2011.12009.

Brugha, T. S. (2018). *The psychiatry of adult autism and Asperger syndrome: A practical guide*. Oxford: Oxford University Press.

Cassidy, S., Bradley, L., Shaw, R., & Baron-Cohen, S. (2018). Risk markers for suicidality in autistic adults. *Molecular Autism*, 9(1). doi:10.1186/s13229-018-0226-4.

Constantino, J. N., & Gruber, C. P. (2012). *Social responsiveness scale, second edition (SRS-2)*.

Torrance, CA: Western Psychological Services.

Cooper, B., & Widdows, N. (2008). *The social success workbook for teens: Skill-building activities for teens with nonverbal learning disorder, asperger's disorder & other social-skill problems.* Oakland, CA: Instant Help Books.

Corrêa, B. B., & Gaag, R. V. (2017). *Autism spectrum disorders in adults.* Cham, Switzerland: Springer.

Cortesi, F., Giannotti, F., Ivanenko, A., & Johnson, K. (2010). Sleep in children with autistic spectrum disorder. *Sleep Medicine*, 11(7), 659–664. doi:10.1016/j.sleep.2010.01.010.

Cortesi, S.*et al.* (2013). White matter alterations at 33-year follow-up in adults with childhood attention-deficit/hyperactivity disorder. *Biol. Psychiatry*, 74(8), 591–598.

Demetriou, E. A., Lampit, A., Quintana, D. S., Naismith, S. L., Song, Y. J., Pye, J. E., … Guastella, A. J. (2017). Autism spectrum disorders: A meta-analysis of executive function. *Molecular Psychiatry*, 23(5), 1198–1204. doi:10.1038/mp.2017.75.

Denckla, M. B. (2019). *Understanding learning and related disabilities: Inconvenient brains.* New York: Routledge.

Donvan, J., & Zucker, C. (2017). *In a different key: The story of autism.* New York: Broadway Books.

Dweck, C. S. (2008). *Mindset: The new psychology of success.* New York: Ballantine Books.

Fisher, R., Ury, W., & Patton, B. (2011). *Getting to yes: Negotiating agreement without giving in.* New York: Penguin.

Fitzgerald, M., & Bellgrove, M. A. (2006). The overlap between alexithymia and Asperger's syndrome. *Journal of Autism and Developmental Disorders*, 36(4), 573–576. doi:10.1007/s10803-006-0096-z.

Frazier, T. W., Shattuck, P. T., Narendorf, S. C., Cooper, B. P., Wagner, M., & Spitznagel, E. L. (2011). Prevalence and correlates of psychotropic medication use in adolescents with an autism spectrum disorder with and without caregiver-reported attention-deficit/hyperactivity disorder. *Journal of Child and Adolescent Psychopharmacology*, 21(6), 571–579. doi:10.1089/cap.2011.0057.

Gardner, H. (2011). *Frames of mind: The theory of multiple intelligences.* New York: Basic Books.

Gelbar, N. W., Shefcyk, A., & Reichow, B. (2015). A comprehensive survey of current and former college students with autism spectrum disorders. *Yale Journal of Biology and Medicine*, 88, 45–68.

Geller, D. A., & Brown, T. E. (2009). ADHD with Obsessive-compulsive disorder. In T. E. Brown, Ed., *ADHD comorbidities: Handbook for ADHD complications in children and adults* (pp. 177–187). Washington, DC: American Psychiatric Publishing.

Gillberg, C. (1989). Asperger syndrome in 23 Swedish children. *Developmental Medicine & Child Neurology*, 31(4), 520–531. doi:10.1111/j.1469-8749.1989.tb04031.x.

Gillberg, C. (2002). *A guide to Asperger syndrome.* Cambridge: Cambridge University Press.

Gillberg, C., Gillberg, C., Råstam, M., & Wentz, E. (2001). The Asperger syndrome (and high-functioning autism) diagnostic interview (asdi): A preliminary study of a new structured clinical interview. *Autism*, 5(1), 57–66. doi:10.1177/1362361301005001006.

Gilliam, J. E. (2014). *GARS-3: Instructional objectives for individuals who have autism.* Austin, TX: Pro-Ed.

Gioia, G. A., Isquith, P. K., Guy, S. C., & Kenworthy, L. (2000). *BRIEF behavior rating inventory of executive function: Professional manual.* Lutz, FL: Psychological Assessment Resources.

Goldstein, S., Ozonoff, S. (2018). *Assessment of autism spectrum disorders, second edition*. (2018). New York: Guilford Press.

Gordon-Lipkin, E., Marvin, A. R., Law, J. K., & Lipkin, P. H. (2018). Anxiety and mood disorder in children with autism spectrum disorder and adhd. *Pediatrics*, 141 (4). doi:10.1542/peds.2017-1377.

Grandin, T. (2014). *The way I see it: A personal look at autism & Asperger's*. Arlington, TX: Future Horizons.

Greenberg, D. M., Warrier, V., Allison, C., & Baron-Cohen, S. (2018). Testing the empathizing–systemizing theory of sex differences and the extreme male brain theory of autism in half a million people. *Proceedings of the National Academy of Sciences*, 115(48), 12152–12157. doi:10.1073/pnas.1811032115.

Greenlee, J. L., Mosley, A. S., Shui, A. M., Veenstra-Vanderweele, J., & Gotham, K. O. (2016). Medical and behavioral correlates of depression history in children and adolescents with autism spectrum disorder. *Pediatrics*, 137(Supplement). doi:10.1542/peds.2015-2851i.

Grzadzinski, R., Martino, A. D., Brady, E., Mairena, M. A., O'Neale, M., Petkova, E., … Castellanos, F. X. (2010). Examining autistic traits in children with adhd: Does the autism spectrum extend to adhd? *Journal of Autism and Developmental Disorders*, 41(9), 1178–1191. doi:10.1007/s10803-010-1135-3.

Guan, J., & Li, G. (2017). Injury mortality in individuals with autism. *American Journal of Public Health*, 107(5), 791–793. doi:10.2105/ajph.2017.303696.

Guy, S. C., Isquith, P. K., & Gioia, G. A. (2004). *BRIEF-SR behavior rating inventory of executive function—self-report version*. Lutz, FL: Psychological Assessment Resources.

Handen, B. L., Aman, M. G., Arnold, E., Hyman, S. L., Tumuluru, R. V., Lecavalier, L., … Smith, T. (2015). Atomoxeting, parent training, and their combination in children with autism spectrum disorder and attention-deficit/hyperactivity disorder. *Journal of American Academy of Child & Adolescent Psychiatry*, 54(11), 905–914.

Harris, J. R., & Pinker, S. (2009). *The nurture assumption: Why children turn out the way they do*. New York: Free Press.

Hénault, I. (2006). *Asperger's Syndrome and sexuality: From adolescence through adulthood*. London: Jessica Kingsley.

Hirvikoski, T., Mittendorfer-Rutz, E., Boman, M., Larsson, H., Lichtenstein, P., & Bölte, S. (2016). Premature mortality in autism spectrum disorder. *British Journal of Psychiatry*, 208(3), 232–238. doi:10.1192/bjp.bp.114.160192.

Hofvander, B.*et al.* (2009). Psychiatric and psychosocial problems in adults with normal-intelligence autism spectrum disorders. *BMC Psychiatry*, 9, 35.

Hollander, E., Hagerman, R., & Fein, D. (2004). *Autism spectrum disorders*. Washington, DC: American Psychiatric Association Publishing.

Hoogman, M.*et al.* (2017). Subcortical brain volume differences in participants with attention-deficit hyperactivity disorder in children and adults: a cross-section mega-analysis. *Lancet Psychiatry*, doi:10.1016/S2215-0366(17)30049-4.

Hosozawa, M., Sacker, A., & Cable, N. (2020). Timing of diagnosis, depression and self-harm in adolescents with autism spectrum disorder. *Autism*, 136236132094554. doi:10.1177/1362361320945540.

Howlin, P. (2004). *Autism and Asperger syndrome: Preparing for adulthood*. London: Routledge.

Jaswal, V. K., & Akhtar, N. (2018). Being versus appearing socially uninterested: Challenging assumptions about social motivation in autism. *Behavioral and Brain Sciences*, 42. doi:10.1017/s0140525x18001826.

Jensen, P. S.*et al.* (2001). ADHD comorbidity findings from the MTA study: comparing comorbid subgroups. *J. Am Acad Child Adoles Psychiatry*, 40(2), 147–158.

Jones, L.*et al.* (2014). Experiences of receiving a diagnosis of autism spectrum disorder: A survey of adults in the United Kingdom. *J. Autism. Dev. Disord.*, 44, 3033–3044.

Joshi, G., Faraone, S. V., Wozniak, J., Tarko, L., Fried, R., Galdo, M., ... Biederman, J. (2014). Symptom profile of ADHD in youth with high-functioning autism spectrum disorder: A comparative study in psychiatrically referred populations. *Journal of Attention Disorders*, 21(10), 846–855. doi:10.1177/1087054714543368.

Joshi, G., Petty, C., Wozniak, J., Henin, A., Fried, R., Galdo, M., ... Biederman, J. (2010). The heavy burden of psychiatric comorbidity in youth with autism spectrum disorders: A large comparative study of a psychiatrically referred population. *Journal of Autism and Developmental Disorders*, 40(11), 1361–1370. doi:10.1007/s10803-010-0996-9.

Joshi, G., Wozniak, J., Petty, C., *et al.* (2013). Psychiatric comorbidity and functioning in a clinically referred population of adults with autism spectrum disorders: a comparative study. *J. Autism. Dev. Disord.*, 43(6), 1314–1325.

Karalunas, S. L., Hawkey, E., Gustafsson, H., Miller, M., Langhorst, M., Cordova, M., ... Nigg, J. T. (2018). Overlapping and distinct cognitive impairments in attention-deficit/hyperactivity and autism spectrum disorder without intellectual disability. *Journal of Abnormal Child Psychology*, 46(8), 1705–1716. doi:10.1007/s10802-017-0394-2.

Kennedy, D. M., & Banks, R. S. (2002). *The ADHD autism connection: A step toward more accurate diagnosis and effective treatment.* Colorado Springs, CO: Waterbrook Press.

Kennedy, R. J., Quinlan, D. M., & Brown, T. E. (2016). Comparison of two measures of working memory impairments in 220 adolescents and adults with ADHD. *Journal of Attention Disorders*, 23(14), 1838–1843.

Kessler, R. C.*et al.* (2005). Patterns and predictors of attention-deficit/hyperactivity disorder persistence into adulthood; results from the National Comorbidity Survey Replication. *Biological Psychiatry*, 57(11), 1442–1451.

Kessler, R. C.*et al.* (2006). The prevalence and correlates of adult ADHD in the United States: results from the National Comorbidity Survey Replication. *Am. J. Psychiatry*, 163(4), 716–723.

Kessler, R. C.*et al.* (2010). Structure and diagnosis of adult attention-deficit/hyperactivity disorder: analysis of expanded symptom criteria from the Adult ADHD Clinical Diagnostic Scale. *Arch. Gen. Psychiatry*, 67(11), 1168–1178.

Kim, C. (2015). *Nerdy, shy, and socially inappropriate: A user guide to an Asperger life.* Philadelphia, PA: Jessica Kingsley.

Kotte, A., Joshi, G., Fried, R., Uchida, M., Spencer, A., Woodworth, K. Y., ... Biederman, J. (2013). Autistic traits in children with and without ADHD. *Pediatrics*, 132 (3). doi:10.1542/peds.2012-3947.

Lai, M., Lombardo, M. V., Chakrabarti, B., & Baron-Cohen, S. (2013). Subgrouping the Autism "Spectrum": Reflections on DSM-5. *PLoS Biology*, 11(4). doi:10.1371/journal.pbio.1001544.

Larson, K.*et al.* (2007). Patterns of comorbidity, functioning and service use for children with ADHD. *Pediatrics*, 127(3), 462–470.

Lawson, R. A., Papadakis, A. A., Higginson, C. I., Barnett, J. E., Wills, M. C., Strang, J. F., ... Kenworthy, L. (2015). Everyday executive function impairments predict comorbid psychopathology in autism spectrum and attention deficit hyperactivity disorders. *Neuropsychology*, 29(3), 445–453. doi:10.1037/neu0000145.

Lecavalier, L., Mccracken, C. E., Aman, M. G., Mcdougle, C. J., Mccracken, J. T., Tierney, E., ... Scahill, L. (2019). An exploration of concomitant psychiatric disorders in children with autism spectrum disorder. *Comprehensive Psychiatry*, 88, 57–64. doi:10.1016/j.comppsych.2018.10.012.

Lehnhardt, F.*et al.* (2016). Sex-related cognitive profile in autism spectrum disorders diagnosed late in life. *J. Autism Devel. Disord.*, 46, 139–154.

Levinson, D. (1978). *Seasons of a man's life*. New York: Knopf.

Logan, S. L., Carpenter, L., Leslie, R. S., Garrett-Mayer, E., Hunt, K. J., Charles, J., & Nicholas, J. S. (2015). Aberrant behaviors and co-occurring conditions as predictors of psychotropic polypharmacy among children with autism spectrum disorders. *Journal of Child and Adolescent Psychopharmacology*, 25(4), 323–336. doi:10.1089/cap.2013.0119.

Lord, C. (2012). A multisite study of the clinical diagnosis of different autism spectrum disorders. *Archives of General Psychiatry*, 69(3), 306–313. doi:10.1001/archgenpsychiatry.2011.148.

Lord, C., & Jones, R. M. (2012). Re-thinking the classification of autism spectrum disorders. *Journal of Child Psychology and Psychiatry*, 53(5), 490–509. doi:10.1111/j.1469-7610.2012.02547.x.

Lundström, S. (2012). Autism spectrum disorders and autisticlike traits. *Archives of General Psychiatry*, 69(1), 46–52. doi:10.1001/archgenpsychiatry.2011.144.

Lundström, S.*et al.* (2012). Autism spectrum disorders and autistic-like traits. *Arch Gen Psychiatry*, 69(1), 46–52.

Mahajan, R., Bernal, M. P., Panzer, R., Whitaker, A., Roberts, W., Handen, B., ... Veenstra-Vanderweele, J. (2012). Clinical practice pathways for evaluation and medication choice for attention-deficit/hyperactivity disorder symptoms in autism spectrum disorders. *Pediatrics*, 130(Supplement 2). doi:10.1542/peds.2012-0900j.

Mansour, R., Dovi, A. T., Lane, D. M., Loveland, K. A., & Pearson, D. A. (2017). ADHD severity as it relates to comorbid psychiatric symptomatology in children with autism spectrum disorders (asd). *Research in Developmental Disabilities*, 60, 52–64. doi:10.1016/j.ridd.2016.11.009.

Marriage, S., Wolverton, A., & Marriage, K. (2009). Autism spectrum disorder grown up: A chart review of adult functioning. *J. Can. Acad. Child Adolesc. Psychiatry*, 18(4), 322–327.

Mattfield, A. T.*et al.* (2014). Brain differences between persistent and remitted attention deficit hyperactivity disorder. *Brain*, 137, 2423–2428.

May, T., Brignell, A., Hawi, Z., Brereton, A., Tonge, B., Bellgrove, M. A., & Rinehart, N. J. (2018). Trends in the overlap of autism spectrum disorder and attention deficit hyperactivity disorder: Prevalence, clinical management, language and genetics. *Current Developmental Disorders Reports*, 5(1), 49–57. doi:10.1007/s40474-018-0131-8.

Mayes, S. D., Calhoun, S. L., Murray, M. J., Morrow, J. D., Yurich, K. K., Mahr,

F., ... Petersen, C. (2009). Comparison of scores on the checklist for autism spectrum disorder, childhood autism rating scale, and Gilliam Asperger's disorder scale for children with low functioning autism, high functioning autism, Asperger's disorder, adhd, and typical development. *Journal of Autism and Developmental Disorders*, 39 (12), 1682–1693. doi:10.1007/s10803-009-0812-6.

Mayes, S. D., Calhoun, S. L., Mayes, R. D., & Molitoris, S. (2012). Autism and adhd: Overlapping and discriminating symptoms. *Research in Autism Spectrum Disorders*, 6(1), 277–285. doi:10.1016/j.rasd.2011.05.009.

Mayes, S. D., Gorman, A. A., Hillwig-Garcia, J., & Syed, E. (2013). Suicide ideation and attempts in children with autism. *Research in Autism Spectrum Disorders*, 7(1), 109–119. doi:10.1016/j.rasd.2012.07.009.

McCormick, C., Hepburn, S., Young, G. S., & Rogers, S. J. (2015). Sensory symptoms in children with autism spectrum disorder, other developmental disorders and typical development: A longitudinal study. *Autism*, 20(5), 572–579. doi:10.1177/1362361315599755.

McDougle, C. J. (2013). Sounding a wake-up call: Improving the lives of adults with autism. *Journal of the American Academy of Child & Adolescent Psychiatry*, 52(6), 566–568. doi:10.1016/j.jaac.2013.03.013.

McPartland, J., Klin, A., & Volkmar, F. R. (2014). *Asperger syndrome assessing and treating high-functioning autism spectrum disorders*. New York: Guilford Press.

Miodovnik, A., Harstad, E., Sideridis, G., & Huntington, N. (2015). Timing of the diagnosis of attention-deficit/hyperactivity disorder and autism spectrum disorder. *Pediatrics*, 136(4). doi:10.1542/peds.2015-1502.

Mulligan, A., Anney, R. J., O'Regan, M., Chen, W., Butler, L., Fitzgerald, M., ... Gill, M. (2008). Autism symptoms in attention-deficit/hyperactivity disorder: A familial trait which correlates with conduct, oppositional defiant, language and motor disorders. *Journal of Autism and Developmental Disorders*, 39(2), 197–209. doi:10.1007/s10803-008-0621-3.

Mundy, P. C. (2019). Individual differences, social attention, and the history of the social motivation hypotheses of autism. *Behavioral and Brain Sciences*, 42. doi:10.1017/s0140525x18002509.

Politte, L. C., Scahill, L., Figueroa, J., Mccracken, J. T., King, B., & Mcdougle, C. J. (2018). A randomized, placebo-controlled trial of extended-release guanfacine in children with autism spectrum disorder and ADHD symptoms: An analysis of secondary outcome measures. *Neuropsychopharmacology*, 43(8), 1772–1778. doi:10.1038/s41386-018-0039-3.

Pomerantz, E. M., Grolnick, W., & Price, C. E. (2005). The role of parents in how children approach achievement: A dynamic process perspective. In A. J. Elliot & C. S. Dweck, Eds., *Handbook of competence and motivation*, pp. 259–278. New York: Guilford Press.

Pugliese, C. E., Anthony, L., Strang, J. F., Dudley, K., Wallace, G. L., & Kenworthy, L. (2014). Increasing adaptive behavior skill deficits from childhood to adolescence in autism spectrum disorder: Role of executive function. *Journal of Autism and Developmental Disorders*, 45(6), 1579–1587. doi:10.1007/s10803-014-2309-1.

Reichow, B., Volkmar, F. R., & Bloch, M. H. (2013). Systematic review and meta-analysis of pharmacological treatment of the symptoms of attention-deficit/hyperactivity disorder in children with pervasive developmental disorders. *Journal of Autism and Developmental Disorders*, 43(10), 2435–2441. doi:10.1007/s10803-013-1793-z.

Ritvo, R. A., Ritvo, E. R., Guthrie, D., Ritvo, M. J., Hufnagel, D. H., Mcmahon,

W., … Eloff, J. (2010). The Ritvo autism Asperger diagnostic scale-revised (raads-r): A scale to assist the diagnosis of autism spectrum disorder in adults: An international validation study. *Journal of Autism and Developmental Disorders*, 41(8), 1076–1089. doi:10.1007/s10803-010-1133-5.

Robison, J. E. (2008). *Look me in the eye: My life with Asperger's*. New York: Three Rivers Press.

Rommelse, N. N., Franke, B., Geurts, H. M., Hartman, C. A., & Buitelaar, J. K. (2010). Shared heritability of attention-deficit/hyperactivity disorder and autism spectrum disorder. *European Child & Adolescent Psychiatry*, 19(3), 281–295. doi:10.1007/s00787-010-0092-x.

Rommelse, N. N., Geurts, H. M., Franke, B., Buitelaar, J. K., & Hartman, C. A. (2011). A review on cognitive and brain endophenotypes that may be common in autism spectrum disorder and attention-deficit/hyperactivity disorder and facilitate the search for pleiotropic genes. *Neuroscience & Biobehavioral Reviews*, 35(6), 1363–1396. doi:10.1016/j.neubiorev.2011.02.015.

Rosenthal, M., Wallace, G. L., Lawson, R., Wills, M. C., Dixon, E., Yerys, B. E., & Kenworthy, L. (2013). Impairments in real-world executive function increase from childhood to adolescence in autism spectrum disorders. *Neuropsychology*, 27(1), 13–18. doi:10.1037/a0031299.

Roth, R. M., Isquith, P. K., & Gioia, G. A. (2005). *BRIEF-A: Behavior rating inventory of executive function - adult version*. Lutz, FL: Psychological Assessment Resources.

Roux, A. M., Shattuck, P. T., Rast, J. E., Rava, J. A., & Anderson, K. A. (2015). *National autism indicators report: Transition into young adulthood*. Philadelphia, PA: A. J. Drexel Autism Institute, Drexel University.

Rumsey, J. M., Rapoport, J. L., & Sceery, W. R. (1985). Autistic children as adults: Psychiatric, social, and behavioral outcomes. *J. American Acad. Child and Adolesc. Psychiatry*, 24(4), 465–473.

Salovey, P., & Mayer, J. D. (1990). Emotional intelligence. *Imagination, Cognition and Personality*, 9(3), 185–211.

Scahill, L., McCracken, J. T., King, B. H., Rockhill, C., Shah, B., Politte, L., … McDougle, C. (2015). Extended-release Guanfacine for hyperactivity in children with autism spectrum disorder. *American Journal of Psychiatry*, 172(12), 1197–1206.

Seltzer, M. M., Lord, C., Swe, A., Orsmond, G., Shattuck, P. T., & Krauss, M. W. (2003). The symptoms of autism spectrum disorders in adolescence and adulthood. *Journal of Autism and Developmental Disorders*, 33(6), 565–581. doi:10.1007/10803.1573-3432.

Shattuck, P. T., Narendorf, S. C., Cooper, B., Sterzing, P. R., Wagner, M., & Taylor, J. L. (2012). Postsecondary education and employment among youth with an autism spectrum disorder. *Pediatrics*, 129(6), 1042–1049. doi:10.1542/peds.2011-2864.

Shaw, P. *et al.* (2007). Attention-deficit/hyperactivity disorder is characterized by a delay in cortical maturation. *Proc. Natl Acad. Sci. USA*, 104(49), 19, 649–619, 654.

Sikora, D. M., Vora, P., Coury, D. L., & Rosenberg, D. (2012). Attention-deficit/hyperactivity disorder symptoms, adaptive functioning, and quality of life in children with autism spectrum disorder. *Pediatrics*, 130(Supplement 2). doi:10.1542/peds.2012-0900g.

Silberman, S. (2015). *NeuroTribes*. New York: Penguin Random House.

Silverstein, M. J., Faraone, S. V., Leon, T. L., Biederman, J., Spencer, T. J., & Adler, L. A. (2018). The relationship between executive function deficits and DSM-5-defined ADHD symptoms. *Journal of Attention Disorders*, 24(1), 41–51. doi:10.1177/1087054718804347.

Sinzig, J., Walter, D., & Doepfner, M. (2009). Attention deficit/hyperactivity disorder in children and adolescents with autism spectrum disorder. *Journal of Attention Disorders*, 13(2), 117–126. doi:10.1177/1087054708326261.

Sprenger, L., Bühler, E., Poustka, L., Bach, C., Heinzel-Gutenbrunner, M., Kamp-Becker, I., & Bachmann, C. (2013). Impact of ADHD symptoms on autism spectrum disorder symptom severity. *Research in Developmental Disabilities*, 34(10), 3545–3552. doi:10.1016/j.ridd.2013.07.028.

Steinhausen, H., & Jakobsen, H. (2019). Incidence rates of treated mental disorders in childhood and adolescence in a complete nationwide birth cohort. *The Journal of Clinical Psychiatry*, 80(3). doi:10.4088/jcp.17m12012.

Tannock, R.& Brown, T. E. (2009). ADHD with language and/or learning disorders in children and adolescents. In T. E. Brown, Ed., *ADHD comorbidities: Handbook for ADHD complications in children and adults* (pp. 189–231). Washington, DC: American Psychiatric Publishing.

Thye, M. D., Bednarz, H. M., Herringshaw, A. J., Sartin, E. B., & Kana, R. K. (2018). The impact of atypical sensory processing on social impairments in autism spectrum disorder. *Developmental Cognitive Neuroscience*, 29, 151–167. doi:10.1016/j.dcn.2017.04.010.

Tincani, M. J., & Bondy, A. (2015). *Autism spectrum disorders in adolescents and adults: Evidence-based and promising interventions*. New York: Guilford Press.

Tsai, L. Y. (2013). Asperger's disorder will be back. *J. Autism Dev. Disorders*, 43, 2914–2942.

Uchida, M., Spencer, T.J., Faraone, S.V., and Biederman, J. (2018) Adult outcome of ADHD: An overview of results from the MGH longitudinal family studies of pediatrically and psychiatrically referred youth with and without ADHD of both sexes. *Journal of Attention Disorders*, 22 (6) 523–534.

Van der Meer, J. M., Lappenschaar, M. G., Hartman, C. A., Greven, C. U., Buitelaar, J. K., & Rommelse, N. N. (2014). Homogeneous combinations of ASD–ADHD traits and their cognitive and behavioral correlates in a population-based sample. *Journal of Attention Disorders*, 21(9), 753–763. doi:10.1177/1087054714533194.

Van der Meer, J. M., Oerlemans, A. M., Steijn, D. J., Lappenschaar, M. G., Sonneville, L. M., Buitelaar, J. K., & Rommelse, N. N. (2012). Are Autism Spectrum Disorder and Attention-Deficit/Hyperactivity Disorder different manifestations of one overarching disorder? Cognitive and symptom evidence from a clinical and population-based sample. *Journal of the American Academy of Child & Adolescent Psychiatry*, 51(11), 1160–1172. doi:10.1016/j.jaac.2012.08.024.

Ventura, P., Giambattista, C. D., Spagnoletta, L., Trerotoli, P., Cavone, M., Gioia, A. D., & Margari, L. (2020). Methylphenidate in autism spectrum disorder: A long-term follow up naturalistic study. *Journal of Clinical Medicine*, 9(8), 2566. doi:10.3390/jcm9082566.

Volkmar, F., Ed. (2019). *Autism and pervasive developmental disorders*, 3rd edition. Cambridge: Cambridge University Press.

Volkmar, F. R., & Wiesner, L. A. (2018). *Essential clinical guide to understanding and treating autism*. Hoboken, NJ: Wiley.

Wallace, G. L.*et al.* (2015). Longitudinal cortical development during adolescence and young adulthood in autism spectrum disorder: increased cortical thinning but com-

244

parable surface area changes. *J. Am. Acad. Child Adolesc. Psychiatry*, 54(6), 464–469.

Wehman, P., Smith M. D., & Schall, C. (2009). *Autism & the transition to adulthood: Success beyond the classroom*. Baltimore, MD: Paul H. Brookes Publishing Co.

Waterhouse, L. (2013). *Rethinking autism: Variation and complexity*. Amsterdam, Netherlands: Elsevier.

Wilens, T. E., & Hammerness, P. G. (2016). *Straight talk about psychiatric medications for kids*, 4th edition. New York: Guilford Press.

Wilens, T. E., Robertson, B., Sikirica, V., Harper, L., Young, J. L., Bloomfield, R., … Cutler, A. J. (2015). A randomized, placebo-controlled trial of Guanfacine extended release in adolescents with attention-deficit/hyperactivity disorder. *Journal of American Academy of Child & Adolescent Psychiatry*, 54(11), 916–925.

Wolraich, M. L., Hagan, J. F., Allan, C., Chan, E., Davison, D., Earls, M., … Zurhellen, W. (2019). Clinical practice guideline for the diagnosis, evaluation, and treatment of attention-deficit/hyperactivity disorder in children and adolescents. *Pediatrics*, 144(4). doi:10.1542/peds.2019-2528.

World Health Organization. 2018. International Statistical Classification of Diseases and Related Health Problems, 11th revision [ICD-11]. Retrieved from http://apps.who.int/classifications/icd10/browse/2016/en.

Yerys, B. E.*et al.* (2019). Functional connectivity of fronto-parietal and salience/ventral attention networks have independent associations with co-occurring ADHD symptoms in children with autism. *Biol. Psychiatry Cogn. Neurosci. Neuroimaging*, 4(4), 343–351.

Zablotsky, B., Bramlett, M. D., & Blumberg, S. J. (2020). Co-occurrence of autism spectrum disorder in children with ADHD. *J. Attention Disorders*, 24(1), 94–103.

译者后记

"注意缺陷多动障碍（ADHD）与孤独症谱系障碍（ASD）是常见的神经发育障碍。30% ～ 80% 的 ASD 儿童也符合 ADHD 诊断标准"——文献这样写。

"他们是星星的孩子，有自己独特的创造力"——艺术作品这样说。

但我们需要另一种声音，没有教材定义的生硬，没有艺术加工的神化，而是来自 ASD/ADHD 个体，记叙和讲述他们真实的困扰、抗争和成长。正如约翰·罗比森（John Robison）所述：

> 有许多关于孤独症和阿斯伯格综合征的阐述将像我这样的人描述成"不想与他人接触"或"更喜欢一个人玩耍"。我不能代表其他孩子……但我从不愿意形单影只……我之所以自己一个人玩，是因为我不擅长和别人一起玩。由于自身的局限，我感到孤独，而孤独是年轻时最让我痛苦和沮丧的经历之一。

于是我们邀请青衫为本书撰写一篇读后感。青衫是一位一直以来致力于提供 ASD/ADHD 相关信息咨询及科普的传声者。

青衫在自己的公众号（"青衫 Aspie"）简介里这样写道：

> 我不知道什么是孤独，因为我是孤独症谱系障碍的一员。若你同在谱系上，希望我的经历能对同类的你有所帮助；若你

是常人，希望我能让你看到另一个多彩的世界。

这也是我们翻译此书的初衷。

或许，从我们开始听到的一刻起，一切就在悄悄发生着变化……

刘　璐
北京大学第六医院

读后感言

十分高兴能够为本书写一些读后的感想，也在此感谢译者团队的邀请。

布朗博士选择的 12 个案例涵盖了不同人遇到的不同挑战。书中的科研最新进展综述和科普部分深入浅出，相信对阿斯伯格综合征 / 注意缺陷多动障碍（AS/ADHD）人士本人和家人都有很好的借鉴意义。

在阅读中，每个案例都有一些方面与我的个人经历有共鸣，比如：小时候不尊重思维跟不上我的人，后来发现每个人都有自身的优势；以前听到建议会以为是批评，过度防御；不能下意识地理解到别人的意图；极为注重细节，对我来说细节不对就像整个都错了一样；因为希望每句话都完美而无法开始写作或是写完文章；论文充满细节，被审稿人吐槽……不一而足。尤其是理查德的案例：很"幸运"，他踩的雷我踩在了容错率更高的学生阶段，虽然对我造成了影响，但还是可以通过证明自己的能力和心意来翻身。"隐形社会密码"现在对我来说还是很难感受到，不过至少有了很多策略可以使用。书里介绍的很多策略也是我学习到的，比如对霸凌话语最好的应对方法是表达无所谓，通过角色扮演来帮助理解自己社交的不妥之处和他人的思路，把自己表演出来等等。

这些案例中的困扰，更多的是我收到的邮件和群聊里无数人的心声：担心"是药三分毒"的家长、因为注意力困扰无法完成课业的学生、有亲密关系困扰的成年人……根据案例总结，AS/ADHD 人士主要在以下方面遇到各种困难：

- 社交问题
- ASD/ADHD 有关的执行功能障碍
- ADHD 有关的注意力问题
- 焦虑
- 亲子 / 家庭等亲密关系问题

针对这些问题，布朗医生的主要解决方法是：

- 社交问题 → 个体化的支持性心理咨询、PEERS 社交指南
- ASD/ADHD 有关的执行功能障碍 → 精心选择并精细调整 ADHD 治疗药物、采用学习应对策略、寻找无障碍支持
- ADHD 有关的注意力问题 → 精心选择并精细调整 ADHD 治疗药物
- 焦虑 → 心理咨询、抗焦虑和抑郁药物
- 亲子 / 家庭等亲密关系问题 → 个体化的支持性心理咨询、家庭咨询

布朗博士从医生的角度将大部分关注点放在障碍表现以及提供药物和心理干预上，而生活中的具体"教练辅助"（coaching）等方面不是本书的重点。布朗博士介绍的一些干预 / 支持手段在国内仍然缺乏，比如更小剂量的药物、更多的药物选择、每个学校都有的特教、学校提供的无障碍支持，甚至个性化支持本身很多时候也是挑战。这些有望随着社会的发展而逐步完善，现在还任重道远。

因为个案跟踪的局限性，我们不清楚儿童和成年早期案例的后续发展，这可能让很多家长朋友担忧。相信通过对医生策略的学习，以及看到随着年龄的增长，案例中的家长学会放手，案例主人公在生活中愈发自如，并能逐渐自我实现等内容，能缓解一些焦虑。如果想要在生活中借鉴一些案例，需要注意的是，每个人都是不同的，案例不能生搬硬套。举一个例子：尊敬他人是我在和年长一些的人

互动时学会的，因为同龄人之间可能有竞争关系，但是和年长一些的人之间则没有。对于书中开头已经成功的案例，请记住，他们小的时候也处在很艰难的困境中，成就不能抹去他们一直以来的困扰和挣扎。是家长和老师等支持者提供的启发与指导，帮助他们发展自己的潜能。

对于 AS/ADHD 人士，书中一些部分可能会唤起不好的回忆，或是把人带入医生的角度，将注意力集中在自己的困扰上。我们需要谢谢自己一直以来的努力，看到自己的长处。既然我们生而有之，无论心态如何，把手里这副人生的牌打好就可以了。是金子总会闪光的，也总会被看见的。

本书关注的是聪明人，案例的智商基本都在第 90 百分位以上。不过我们需要记住的是，AS/ADHD 人士并非全员高智商，这也是一个常见的刻板印象。能被测量的智商仅仅是人类智力的一小部分。我更想要倡议并强调的是发掘每个人的闪光点，正如布朗博士在书中多处所提及的："提供支持来开发自我潜力，有效应对自身局限性。"发展潜能和专业技能也是在开篇的成功案例中多次强调的。可惜的是，在生活中很常见的现象是过度纠结于"消除障碍"，而对发展潜能置若罔闻。而实际上，从兴趣入手强化每个人的闪光点不仅可以发掘潜力，还可以培养赖以生存的专业技能。比如第 1 章的案例中约翰对机械特殊且局限的兴趣最后使其成为他的职业。每个人都有闪光点，它们可能很隐蔽，甚至被认为是缺点，但发现它需要的只是一双赏识的慧眼。

希望每个人都能被温柔以待，被看见、被赏识，实现自我。

青衫 Aspie